Ratgeber Schulvermeidung

Ratgeber Kinder- und Jugendpsychotherapie
Band 29

Ratgeber Schulvermeidung

PD Dr. Daniel Walter, Prof. Dr. Manfred Döpfner

Herausgeber der Reihe:

Prof. Dr. Manfred Döpfner, Prof. Dr. Dr. Martin Holtmann,
Prof. Dr. Paul Plener

Begründer der Reihe:

Manfred Döpfner, Gerd Lehmkuhl, Franz Petermann

Daniel Walter
Manfred Döpfner

Ratgeber Schulvermeidung

Informationen für Betroffene, Eltern, Lehrkräfte und weitere Bezugspersonen

hogrefe

PD Dr. Daniel Walter, geb. 1972. Seit 1998 Wissenschaftlicher Mitarbeiter an der Klinik für Psychiatrie, Psychosomatik und Psychotherapie des Kindes- und Jugendalters der Universitätsklinik Köln und seit 2009 Leitung des Ausbildungsbereiches des Ausbildungsinstituts für Kinder- und Jugendlichenpsychotherapie (AKiP) an der Universitätsklinik Köln.

Prof. Dr. Manfred Döpfner, geb. 1955. Seit 1989 Leitender Psychologe an der Klinik und Poliklinik für Psychiatrie, Psychosomatik und Psychotherapie des Kindes- und Jugendalters der Universität zu Köln und dort seit 1999 Professor für Psychotherapie in der Kinder- und Jugendpsychiatrie. Seit 1999 Leiter des Ausbildungsinstituts für Kinder- und Jugendlichenpsychotherapie (AKiP) an der Universitätsklinik Köln.

Bibliografische Information der Deutschen Nationalbibliothek
Die Deutsche Nationalbibliothek verzeichnet diese Publikation in der Deutschen Nationalbibliografie; detaillierte bibliografische Daten sind im Internet über http://dnb.dnb.de abrufbar.

Hogrefe Verlag GmbH & Co. KG
Merkelstraße 3
37085 Göttingen
Deutschland
Tel. +49 551 999 50 0
Fax +49 551 999 50 111
info@hogrefe.de
www.hogrefe.de

Umschlagabbildung: © shutterstock.com / carballo
Illustrationen: Klaus Gehrmann, Freiburg; www.klausgehrmann.net
Satz: Michael Kleine, Hogrefe Verlag GmbH & Co. KG, Göttingen
Druck: mediaprint solutions GmbH, Paderborn
Printed in Germany
Auf säurefreiem Papier gedruckt

1. Auflage 2021

(E-Book-ISBN [PDF] 978-3-8409-2811-6; E-Book-ISBN [EPUB] 978-3-8444-2811-7)
ISBN 978-3-8017-2811-3
https://doi.org/10.1026/02811-000

Zielsetzung dieses Ratgebers

Dieser Ratgeber liefert einen kurzen Überblick über Schulvermeidung. Dabei wird eine knappe Übersicht zur Symptomatik, zu den Ursachen, den Behandlungsmöglichkeiten und den eigenen Umgangsmöglichkeiten gegeben. Damit möchten wir Eltern und Fachkräften in den Schulen eine erste Orientierung bieten, wenn sie in der Familie oder der Schule mit diesem Problem in Kontakt kommen.

Zudem möchten wir auch älteren Kindern und Jugendlichen, die mit dieser Problematik zu tun haben, Informationen und Hilfestellungen geben. Hierzu enthält dieser Ratgeber Hinweise über mögliche Ursachen von Schulvermeidung und darüber, wie sie selbst am besten damit umgehen können.

Dieser Ratgeber ist Bestandteil der Reihe „Leitfaden Kinder- und Jugendpsychotherapie“ und soll den entsprechenden Band unserer Autorengruppe (Walter & Döpfner, 2020) ergänzen, der sich in erster Linie an Fachleute richtet.

Zur leichteren Lesbarkeit wird im gesamten Ratgeber die männliche Form verwendet, auch wenn ausdrücklich immer alle Geschlechter gemeint sind.

Köln, November 2020 *Daniel Walter* und *Manfred Döpfner*

Inhaltsverzeichnis

1 Kennen Sie das?

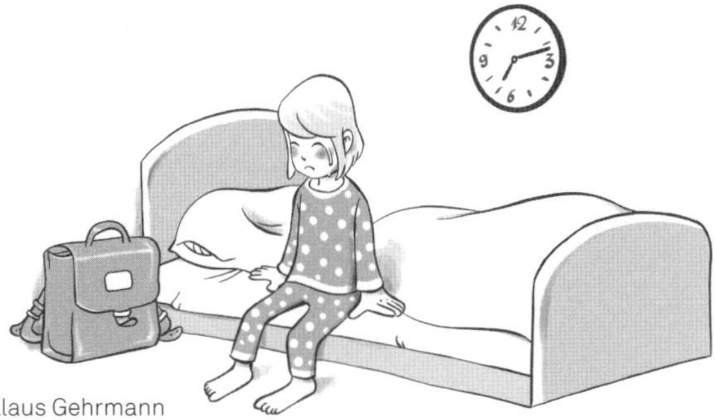

© Klaus Gehrmann

Seit einigen Wochen klagt die *siebenjährige Sophie* morgens vermehrt über Bauch- und Kopfschmerzen. Teilweise kommt das auch abends vor, dann aber in der Regel vor Schultagen und nicht vor den Wochenenden oder in den Schulferien. Immer häufiger äußert Sophie auch, dass sie nicht in die Schule möchte. Morgens vor der Schule gibt es meist ein wahres Drama. Immer häufiger weigert sich Sophie, überhaupt noch in die Schule zu gehen, schreit und weint. Wenn Klassenkameradinnen sie zur Schule abholen wollen, lässt sie sich verleugnen. Zunehmend kommt es daher zu Streitigkeiten zu Hause, in der Familie dreht sich immer mehr um das Thema Schule. Damit sie überhaupt noch in die Schule geht, muss sie von ihren Eltern hingefahren werden. Dennoch gibt es immer mehr Tage, an denen der Streit völlig eskaliert und Sophie dann den Vormittag zu Hause verbringt. Wenn sie mithilfe der Eltern in die Schule gebracht wird, ruft die Schule immer häufiger an, dass Sophie früher abgeholt werden müsse, weil sie so starke Bauchschmerzen habe.

Der *12 Jahre alte Dennis* ist in letzter Zeit immer verschlossener geworden. Er meldet sich kaum noch im Unterricht, antwortet auch nicht, wenn man ihn aufruft. Immer häufiger erscheint er zu spät im Unterricht oder verlässt vorzeitig die Schule. Die Tage, an denen er überhaupt nicht mehr in der Schule erscheint, werden immer häufiger. Insgesamt haben die Fehlzeiten in den letzten Wochen deutlich zugenommen. Auch zu Hause zieht sich Dennis zunehmend zu-

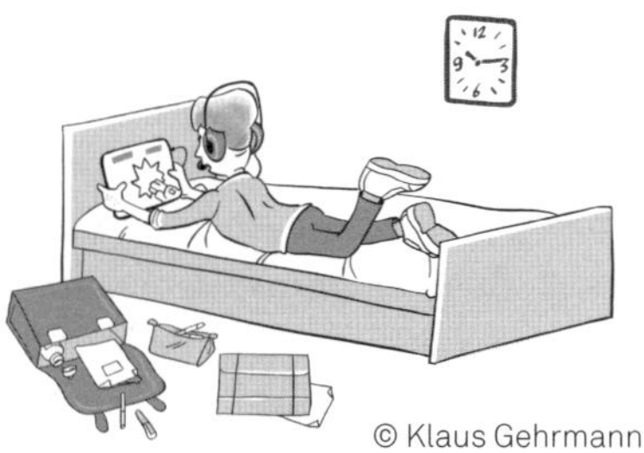

© Klaus Gehrmann

rück. Die meiste Zeit verbringt er in seinem Zimmer, liegt im Bett und ist stundenlang online (z.B. Social Media, Onlinespiele, Videos streamen). Abends kommt er erst sehr spät zur Ruhe und hat zunehmend Einschlafprobleme. Morgens kommt er kaum aus dem Bett, sodass es beinahe täglich zu heftigen Auseinandersetzungen in der Familie kommt. Fragen zur Schule blockt er komplett ab.

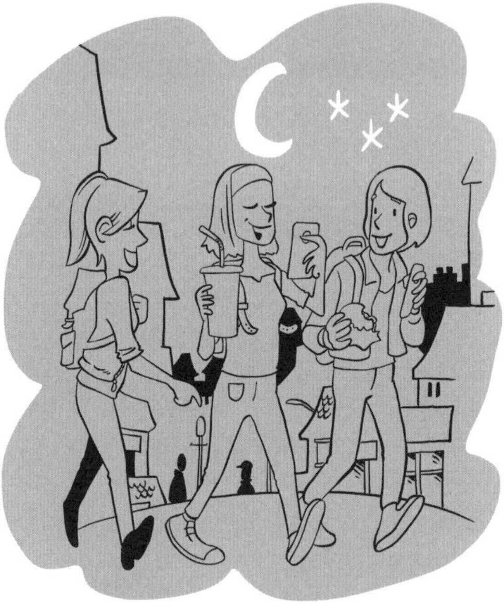

Celina ist 15 Jahre alt und hängt am liebsten mit ihrer Mädchenclique rum. Die meiste Zeit verbringt sie mit ihren Freundinnen. Allerdings gibt es in der letzten Zeit viel Ärger, immer häufiger kommt Celina völlig fertig nach Hause, weint nur noch und schreit, sagt, dass niemand sie mag und eh alles völlig sinnlos ist. Dann wiederum ist sie häufig lange unterwegs und kommt abends erst Stunden später als vereinbart nach Hause. Einmal hat sie auch schon eine Anzeige wegen Ladendiebstahl bekommen. Zudem wurden die Eltern informiert, dass Celina in den letzten vier Wochen insgesamt 12 unentschuldigte Fehltage hatte, wovon die Eltern nichts wussten. Als die Eltern sie zu Hause zur Rede stellen, wird sie bockig, schreit sie an, was sie das angehe, knallt die Tür zu und verlässt die Wohnung.

2 Was ist mit Schulvermeidung gemeint?

Sporadische Fehlzeiten in der Schule sind eigentlich kein Grund zur Sorge. Häufig gibt es nachvollziehbare Ursachen, beispielsweise vorübergehende Infekte. Spätestens dann, wenn derartige körperliche Symptome gehäuft auftreten, sollten sie jedoch durch einen Arzt abklärt werden.

Schulvermeidung, wie wir sie in diesem Ratgeber definieren, bedeutet demgegenüber, dass es einem Kind oder Jugendlichen regelmäßig nicht mehr gelingt, die Schule vollständig zu besuchen und dadurch erhebliche Fehlzeiten in der Schule angehäuft werden. Diese Fehlzeiten sind weder direkte Folge von körperlichen Erkrankungen (z. B. chronische Erkrankung, Grippe), noch werden sie durch andere Personen veranlasst (etwa, dass der Schüler von der Schule suspendiert wurde oder weil die Eltern ihn nicht zur Schule gehen lassen, weil er in der Familie helfen muss). Fachleute sprechen dann von Schulvermeidung, wenn mindestens 25 % der Schulzeit innerhalb von zwei Wochen, also mehr als zwei Tage innerhalb von zehn Schultagen, oder wenn mindestens 15 % innerhalb von 15 Schulwochen – das entspricht mehr als elf Fehltagen an 75 Schultagen – versäumt wurden. Häufig zeigen die betroffenen Schülerinnen und Schüler deutliche Hinweise auf psychische Probleme, z. B. starke Traurigkeit, Lustlosigkeit, Angst, oder Verzweiflung, aber auch ausgeprägter sozialer Rückzug, Ärger oder Widerwille. Sie leisten dann einen erheblichen Widerstand, die Schule zu besuchen und die resultierenden Fehlzeiten führen zu deutlichen negativen Konsequenzen, z. B. zu einer starken Verschlechterung der Schulnoten oder Vereinsamung. Nicht selten ist das Erreichen des Klassenziels gefährdet, zudem sind regelmäßige Konflikte mit den Eltern häufig.

In der Regel tritt die Hauptproblematik am Morgen vor der Schule zutage. Die betroffenen Kinder und Jugendlichen zeigen dann eine starke Abneigung, in die Schule zu gehen, sind angespannt, ängstlich, verzweifelt, wütend oder auch lustlos-verweigernd. Häufig versuchen die Eltern, ihr Kind dazu zu bewegen, das Haus zu verlassen und in die Schule zu gehen, was zu heftigen Konflikten führen kann. Dabei können ganz unterschiedliche Situationen für die Betroffenen eine besondere Schwierigkeit darstellen: für die einen ist es das Aufstehen an sich, für andere das Verlassen der Wohnung, wieder andere scheuen v. a. den Schulweg oder den Weg über den Schulhof. Auch der Besuch des Unterrichts an sich oder die Pausen können als besonders schwierig wahrgenommen werden. Viele der Betroffenen meiden den Kontakt zu Mitschülern, weil sie Sorge vor unangenehmen Reaktionen haben, beispielsweise als „Schulschwänzer" ausgegrenzt zu werden oder nicht zu wissen, was sie sagen sollen, warum sie nicht in der Schule erschienen sind.

Eltern sind häufig voller Sorge und mit der Situation überfordert: Da ein Großteil der Eltern selbst berufstätig ist und die Zeit vor der Schule häufig eng getaktet ist, lastet ein gehöriger Druck auch auf den Eltern. Gerade wenn das schulvermeidende Verhalten schon lange andauert, gibt es aber auch Familien, die bereits „aufgegeben" haben. In diesen Familien ist es also schon fast „normal" geworden, dass kaum noch ein Schulbesuch stattfindet und es gibt daher auch keine diesbezüglichen Auseinandersetzungen mehr.

Schließlich gibt es auch Jugendliche, bei denen die Eltern gar nicht wissen, dass sie der Schule fernbleiben, sei es weil die Eltern selbst vormittags nicht zu Hause sind oder weil die betroffenen Jugendlichen das Haus morgens verlassen und vorgeben, in die Schule zu gehen, in Wirklichkeit aber etwas anderes machen.

Wichtig ist auch, im Zusammenhang mit schulischen Fehlzeiten die rechtliche Situation zu berücksichtigen, denn in den deutschsprachigen Ländern herrscht Schulpflicht!

Schulpflicht – Rechtlicher Rahmen

Rechtlich gesehen existiert in Deutschland eine Schulpflicht. Diese ist je nach Bundesland unterschiedlich geregelt und besteht in einer 9- oder 10-jährigen Vollzeit-Schulpflicht, an die sich die Berufsschulpflicht anschließt. Auch in Österreich und der Schweiz findet sich eine vergleichbare Rechtslage. Dieser rechtliche Rahmen bedingt, dass die Sorgeberechtigten dazu verpflichtet sind, dafür zu sorgen, dass dieses Gesetz eingehalten wird.

Die Schulen wiederum sind ihrerseits dazu verpflichtet, die Einhaltung dieses Gesetzes zu kontrollieren und bei Schulabwesenheit die Sorgeberechtigen anzusprechen, um rasch einen vollständigen Schulbesuch wiederherzustellen. Gelingt dies nicht, können die zuständige Schule bzw. das Schulamt das Ordnungsamt ersuchen, die Schüler der Schule zuzuführen oder gegen die Sorgeberechtigten ein Bußgeld zu verhängen. Zudem wird in diesem Fall grundsätzlich das Jugendamt informiert. In besonderen Fällen kann auch das

Familiengericht eingeschaltet werden, das in einem Verfahren prüft, ob den Sorgeberechtigten Teile der elterlichen Sorge entzogen werden müssen und ein Vormund bestimmt werden muss.

Schulvermeidung geht oft auch mit weiteren psychischen Problemen einher. Am häufigsten kommen bei Schulvermeidung folgende Probleme vor:

- *Ängste.* Ängste bei Kindern und Jugendlichen können in Bezug auf Inhalt und auch Intensität sehr unterschiedlich sein. Gemeinsam ist solchen Ängsten, dass die Betroffenen versuchen, die als unangenehm empfundenen angstbesetzten Situationen zu vermeiden. Bei Schülerinnen und Schülern mit Schulvermeidung kreisen diese häufig um die *Angst vor Bewertung* oder vor Ausgrenzung durch Mitmenschen. Diese Ängste können sich auf Gleichaltrige oder auch auf Erwachsene wie Lehrkräfte beziehen und beispielsweise dazu führen, dass Leistungssituationen oder auch Pausensituationen vermieden werden, sodass keinerlei Mitarbeit im Unterricht stattfindet und kaum Kontakt zu anderen Schülern aufgenommen werden kann. Auch Prüfungsängste kommen häufig vor, die sich mehrheitlich als Ängste vor schriftlichen Arbeiten äußern. Manchmal konzentrieren sich die Ängste gar nicht auf die Schule selbst, sondern mehr auf den Schulweg, beispielsweise wenn die Kinder oder Jugendlichen in einem überfüllten Bus fahren müssen oder Angst davor haben, von anderen auf dem Weg zur Schule gemobbt zu werden.
- Gerade im Grundschulalter sind zudem *Trennungsängste* häufig. Diese Kinder haben die Sorge, dass wichtigen Bezugspersonen oder auch ihnen selbst etwas zustoßen könnte und sie dadurch voneinander getrennt werden könnten. Aber auch eine generelle, situationsübergreifende, eine sogenannte generalisierte Angst, die sich in häufig wechselnden und übermäßigen und unkontrollierbaren Sorgen und Ängsten äußert, beispielsweise über das, was am nächsten Tagen alles Schlimmes passieren könnte, tritt bei Schulvermeidung häufig auf. Diese Kinder vermeiden eine Trennung von den Eltern meist nicht nur, wenn sie zur Schule gehen müssen, sondern auch bei anderen Anlässen und bleiben deshalb die meiste Zeit zu Hause.
- *Traurigkeit, Antriebs- und Lustlosigkeit.* Derartige Probleme kommen im Jugendalter häufiger vor als bei Kindern. Die betroffenen Kinder und Jugendlichen trauen sich selbst wenig zu, empfinden sich häufig als wertlos, un-

geliebt oder haben das Gefühl, in ihrem Leben nichts hinzubekommen. Ihre Stimmung ist meist gedrückt, manchmal auch gereizt, sie empfinden kaum Freude, sind lustlos und es fällt ihnen schwer, irgendetwas zu unternehmen. Regelmäßige Freizeitaktivitäten, wie Verabredungen werden zunehmend eingestellt, häufig kommen Schlafstörungen und Appetitprobleme hinzu. Aufgrund all dieser Probleme gelingt es ihnen auch nicht mehr, sich dazu aufzuraffen, in die Schule zu gehen und sie sehen im Schulbesuch keinen Sinn.

- *Aggressives Verhalten, Wutausbrüche und Verweigerung von Regeln.* Betroffene im Kindesalter verweigern beispielsweise, Aufforderungen oder Regeln zu befolgen. Wenn Bezugspersonen versuchen, diese durchzusetzen, kommt es häufig zu Wutausbrüchen und verbal oder körperlich aggressivem Verhalten. Auch Lügen oder Weglaufen von zu Hause sind typische Verhaltensweisen. Im Jugendalter können auch Polizeikontakte wegen Regelverstößen (z. B. Diebstahl, Zerstören von Eigentum, Bedrohen anderer) oder auch Drogenkonsum dazukommen. Diese Gruppe bleibt der Schule meist fern, um für sie attraktiveren Tätigkeiten nachzugehen (z. B. in Kaufhäusern mit einer Konsole spielen, Diebstähle begehen, „Chillen" und mit anderen „herumhängen").
- *Konzentrationsprobleme, Impulsivität oder starker Bewegungsdrang.* Manche Kinder vermeiden den Schulbesuch, weil es ihnen aufgrund von Konzentrationsschwierigkeiten, Impulsivität oder motorischer Unruhe nicht gelingt, den Anforderungen der Schule gerecht zu werden. Die betroffenen Kinder können dem Unterricht nicht konzentriert folgen, Aufgaben nicht eigenständig bearbeiten, sie können schlecht abwarten und rufen stattdessen in die Klasse. Häufig findet sich eine starke motorische Unruhe, die sich so äußern kann, dass es den Kindern nicht gelingt, auf ihrem Platz sitzen zu bleiben, sie in der Klasse herumlaufen oder ständig mit Dingen herumspielen (z. B. Stiften). Im Jugendalter ist dieser starke Bewegungsdrang häufig rückläufig, die übrigen Probleme sind aber mehrheitlich weiterhin vorhanden. Es finden sich erhebliche Organisations- und Lernprobleme sowie eine unzureichende Anstrengungsbereitschaft. Diese Kinder und Jugendlichen haben häufig schlechte Schulleistungen, die dazu führen können, dass auch der Schulbesuch immer schwerer fällt.

3 Wie häufig kommt Schulvermeidung vor und wie verläuft die weitere Entwicklung?

Das regelmäßige Fernbleiben von der Schule ist ein häufiges Phänomen. Etwa 5 bis 10 % aller schulpflichtigen Kinder und Jugendlichen bleiben regelmäßig dem Unterricht fern – diese Zahlen gelten für Deutschland und sind auch international recht ähnlich. Das Schulfernbleiben steigt bei Kindern und Jugendlichen mit zunehmendem Alter an und kommt in allen Schulformen vor. Unter den regelmäßigen Schulfernbleibern machen vermutlich Schüler mit Schulvermeidung (also diejenigen Kinder und Jugendlichen, die aktiv die Schule aufgrund von psychischen Problemen vermeiden) die weitaus größte Gruppe aus. Damit liegt mit hoher Wahrscheinlichkeit die Häufigkeit von Kindern und Jugendlichen mit Schulvermeidung nur geringfügig unter den genannten Zahlen der Gesamtgruppe der Schulfernbleiber. Allerdings liegen bislang kaum verlässliche Zahlen zu Schulvermeidung im engeren Sinne vor.

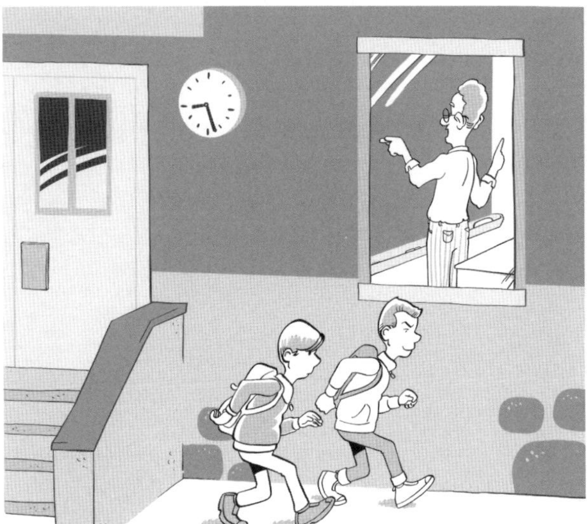

Untersuchungen belegen, dass Schulvermeidung einen ernsthaften Risikofaktor für die weitere Entwicklung der betroffenen Kinder und Jugendlichen darstellt. Zum einen besteht ein großes Risiko, dass die Problematik weiter zunimmt. Vielfach kommt es ohne Hilfestellungen zu einer Ausweitung der Fehlzeiten und auch zu einer Zunahme von psychischen Problemen. Zum anderen zeigen Studien, die Kinder und Jugendliche mit Schulvermeidung wiederholt über viele Jahre hinweg untersuchen, dass ein erhöhtes Risiko besteht, dass die Entwicklung der Betroffenen, wenn sie ohne Unterstützung oder Behandlung bleiben, einen ungünstigen Verlauf bis ins Erwachsenenalter nimmt. So ist das Risiko eines Schulabbruchs erhöht und als Erwachsene haben die Betroffenen eine geringere Schulbildung, geringere Einkünfte und leiden häufiger vermehrt unter Arbeitslosigkeit und einer Vielzahl an psychischen Auffälligkeiten. Zudem sind die Betroffenen auch sozial weniger eingebunden.

Insgesamt handelt es sich also bei Kindern und Jugendlichen mit Schulvermeidung um eine große Gruppe von Schülerinnen und Schülern, die ein ernsthaftes Entwicklungsrisiko aufweist, aus dem sich auch die Notwendigkeit von möglichst raschen Hilfen ableitet.

4 Was können die Ursachen von Schulvermeidung sein?

Die Gründe für Schulvermeidung können sehr vielfältig sein. Meist kommen verschiedene Faktoren zusammen, die sich auch wechselseitig beeinflussen können. Diese können beim Kind oder Jugendlichen selbst, aber auch in der Schule oder im Elternhaus zu finden sein. Schließlich können auch gesellschaftliche Rahmenbedingungen eine Rolle spielen. Abbildung 1 fasst die einzelnen Merkmale zusammen, die im Folgenden diskutiert werden.

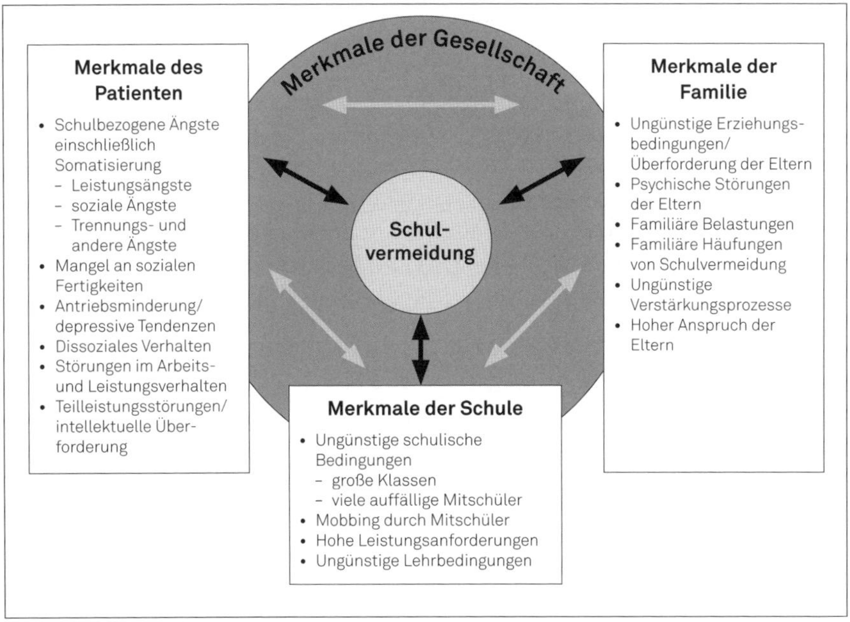

Abbildung 1: Ursachen von Schulvermeidung (aus Walter & Döpfner, 2020)

Merkmale des Kindes bzw. des Jugendlichen

Ursachen, die bei den betroffenen Schülern selbst liegen, können in den bereits beschriebenen psychischen Problemen der Schüler liegen, wobei diese Probleme wiederum durch die Schulvermeidung weiter verstärkt werden können.

So können die bereits erwähnten unterschiedlichen Formen von *Ängsten* eine Schulvermeidung auslösen. Häufig besteht die Sorge davor, in der Schule etwas falsch zu machen (z. B. im Unterricht falsche Antworten zu geben) oder von Mitschülern ausgegrenzt oder ausgelacht zu werden. Hier steht also die Sorge vor der Bewertung durch andere im Zentrum. Gerade bei Grundschulkindern stehen häufiger aber die oben beschriebenen Trennungsängste im Vordergrund. Die Betroffenen haben große Schwierigkeiten, sich von den Hauptbezugspersonen (in der Regel die Eltern) zu trennen, da sie befürchten, dass diesen oder ihnen selbst etwas zustoßen könnte. Aber auch Eltern kann es sehr schwerfallen, sich von ihrem Kind zu trennen und es in die Schule zu schicken. Ängste bei Kindern und Jugendlichen können jedoch auch andere Situationen (z. B. Angst vor engen Räumen) oder Objekte (z. B. Angst vor Hunden) betreffen oder auch vielfältige und wechselnde Inhalte aufweisen. Gemeinsam ist all diesen Ängsten, dass die Betroffenen versuchen, möglichst rasch aus der als unangenehm empfundenen Situation zu flüchten oder diese gänzlich zu vermeiden. Bei Ängsten kommen zudem gehäuft begleitend körperliche Symptome vor, beispielsweise Kopf- oder Bauchschmerzen, Übelkeit oder Erbrechen. Diese Beschwerden treten in der Regel abends vor Schultagen oder am Morgen vor der Schule auf, während Wochenenden und Ferien mehrheitlich beschwerdefrei sind. Durch die Vermeidung der Schule wachsen allerdings die Ängste noch weiter an und die Betroffenen befinden sich in einem Teufelskreis der Angst, aus dem sie ohne fremde Hilfe kaum noch herauskommen.

Als weitere häufige Ursache können soziale Unsicherheiten bzw. *fehlende Kompetenzen im Umgang mit Mitmenschen* genannt werden. Diese können sich auf andere Kinder und Jugendliche und/oder auf Erwachsene beziehen. Die Betroffenen sind mit sozialen Situationen, auch in der Schule, überfordert und wissen nicht, wie sie sich verhalten sollen, um beispielsweise Kontakt zu anderen aufzunehmen, eigene Interessen angemessen durchzusetzen oder auch Konflikte kompetent zu lösen. Aufgrund dieser Probleme erleben die Betroffenen die Schule als sehr belastend und neigen dann dazu, diese zu vermeiden, weil sie dadurch zumindest kurzfristig auch diese Probleme vermeiden können, wodurch jedoch die Probleme nicht geringer, sondern eher größer werden.

In diesem Zusammenhang sei auch *exzessiver Konsum digitaler Medien* genannt. Während bei Jungen meist Computerspiele spielen und Videos im Internet schauen im Vordergrund steht, dominiert bei Mädchen (v. a. ab beginnendem

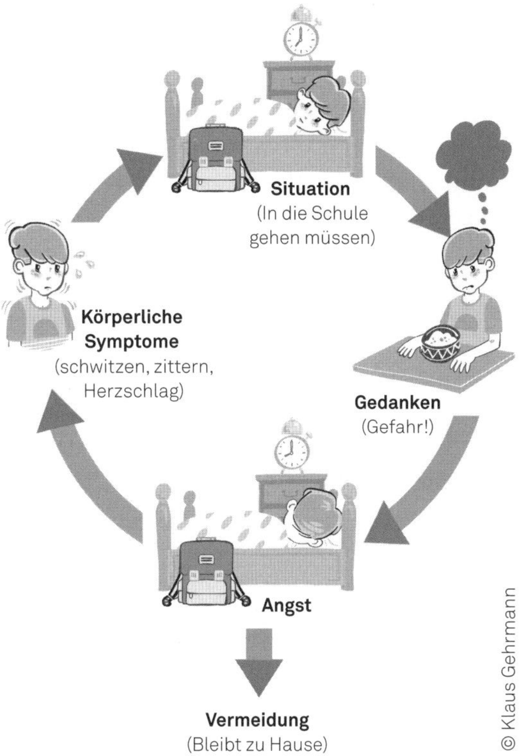

Jugendalter) neben dem Streamen von Videos v.a. die Kommunikation über soziale Medien und Internetplattformen. Gerade Schülerinnen und Schüler mit unzureichendem sozialem Anschluss und gleichzeitig geringer Medienkontrolle sind gefährdet, viele Stunden am Tag bis in die Nacht mit digitalen Medien zu verbringen. Sie sind dann morgens nicht ausgeschlafen und haben auch schon morgens einen regelrechten Drang, diese digitalen Medien weiter zu nutzen und vermeiden deshalb den Schulbesuch. Auch hier kann ein Teufelskreis zunehmender Nutzung von Medien bis hin zur Spiel- und Computersucht und Schulvermeidung entstehen.

Insbesondere ab dem beginnenden Jugendalter kann auch eine depressive Symptomatik eine Rolle spielen. Diese ist durch eine allgemeine *Traurigkeit* gekennzeichnet, die oft mit einer *Antriebsminderung* einhergeht und so zu Schulvermeidung beitragen kann. Die Betroffenen sind häufig verzweifelt, hoffnungslos, traurig, apathisch oder klagen über häufige Stimmungswechsel, nicht selten ohne erkennbaren Auslöser. Sie neigen dazu, sich zurückzuziehen, vielen fällt es schwer, soziale Kontakte aufrechtzuerhalten oder regelmäßigen Aktivitäten (z. B. Sportverein) nachzugehen. Dinge, die ihnen früher wichtig waren, bereiten häufig keine Freude mehr. Auch starkes Grübeln, Schlafstörungen oder Appetitsverlust kommen vor. Aufgrund dieser depressiven Symptome neigen die Betroffenen dazu, die Schule zu vermeiden, was wiederum die eigene negative Sicht auf sich selbst, auf andere und auf die Zukunft noch weiter verstärkt. Die Jugendlichen befinden sich dann in einem Teufelskreis der Depression, aus dem ein Entkommen schwierig ist.

Schließlich können auch *Schwierigkeiten im Arbeits- und Lernverhalten* Schulvermeidung begünstigen. Die betroffenen Schülerinnen und Schüler sind nicht in der Lage, ihre schulischen Aufgaben (z. B. Wochenplan, Hausaufgaben, Vorbereitung auf Tests und Arbeiten) eigenständig bzw. mit altersangemessener Unterstützung zu bewältigen. So gelingt es den Kindern in der Grundschule beispielsweise nicht, die Lernzeiten während des Unterrichts oder die Hausaufgaben im offenen Ganztag angemessen zu bewältigen. Häufig müssen diese dann zu Hause nachgeholt werden oder werden überhaupt nicht erledigt. An der weiterführenden Schule gelingt es nicht, die Aufgaben in den Lernzeiten zu erledigen oder sich zu Hause hinzusetzen und diese Aufgaben adäquat zu erledigen oder sich auf Tests bzw. Klassenarbeiten vorzubereiten. Viele der betroffenen Schüler schaffen es nicht, sich aufzuraffen bzw. fehlen ihnen die notwendigen Arbeits- und Lernstrategien. Hintergrund solcher Schwierigkeiten können Symptome einer Aufmerksamkeitsdefizit-/Hyperaktivitätsstörung (ADHS) sein. Aber auch Teilleistungsstörungen, wie z. B. eine Lese-/Rechtschreib- oder Rechenstörung, oder eine Diskrepanz zwischen schulischen Leistungserwartungen und allgemeinen intellektuellen Fähigkeiten können zu solchen Überforderungssituationen beitragen und damit die Schulvermeidung begünstigen. Durch die Schulvermeidung häufen sich schulische Defizite weiter an und die Betroffenen sind in einem weiteren Teufelskreis gefangen.

Merkmale der Eltern bzw. Familie

Viele wissenschaftliche Untersuchungen belegen den Zusammenhang zwischen Schulvermeidung und *erzieherischer Überforderung* der Eltern. Auf der einen Seite kann dabei eine übertriebene elterliche Kontrolle stehen – die betroffenen Eltern zeigen ihren Kindern gegenüber dabei ein häufig gut gemeintes, aber sehr stark überbehütendes Verhalten. So wird dem Kind beispielsweise wenig zugetraut: z. B. wird bezweifelt, dass es den Schulweg eigenständig bewältigen, die Schulaufgaben zunehmend selbstständig erledigen oder Aktivitäten mit Gleichaltrigen realisieren kann. Nicht selten sind diese Eltern selbst sehr leistungsorientiert und fordern von ihren Kindern sehr hohe Schulleistungen ein, was in einem starken Leistungsdruck resultieren kann. Gemeinsam ist derartigem Erziehungsverhalten, dass die betroffenen Kinder und Jugendlichen selten die Erfahrung machen, Alltagssituationen und ihr Leben insgesamt eigenständig und kompetent bewältigen zu können. Auch die Entwicklung von zunehmender Unabhängigkeit und Eigenständigkeit der Kinder und Jugendlichen wird dadurch beeinträchtigt.

Auf der anderen Seite kann aber auch ein vernachlässigendes elterliches Erziehungsverhalten zu Schulvermeidung beitragen. Die betroffenen Kinder und Jugendlichen werden in einem familiären Umfeld groß, das durch einen unzureichenden erzieherischen Rahmen geprägt ist. Häufig finden sich wenig verbindliche Regeln (z. B. Tagesablauf, Beteiligung im Haushalt, Medienkonsum) und die Kinder erhalten zu wenig elterliche Unterstützung (auch in schulischen Belangen, z. B. beim Ranzen packen, bei den Hausaufgaben). Insgesamt herrscht zu wenig elterliche Kontrolle und Unterstützung und gleichzeitig zu viel Freiraum für die Kinder und Jugendlichen. Zudem gibt es auch einige Eltern, die einen Schulbesuch als nicht sehr wichtig erachten.

Weiterhin gibt es wissenschaftliche Befunde, die zeigen, dass Kinder und Jugendliche mit schulvermeidendem Verhalten häufiger aus *belasteten Familien* entstammen. So fanden sich häufiger psychische Störungen, aber auch körperliche Erkrankungen der Eltern und die betroffenen Schülerinnen und Schüler kamen häufiger auch aus Familien, in denen die Eltern getrennt leben. Solche Familiensituationen können dazu beitragen, dass Kinder von ihren Eltern nicht in dem Maße unterstützt und gefördert werden können, wie dies für deren Entwicklung notwendig wäre. Auch daraus kann sich dann ein erhöhtes Risiko für schulvermeidendes Verhalten entwickeln.

Ein Punkt, der im Kontext von ungünstigen familiären Bedingungen gesondert erwähnt werden sollte, betrifft die *unmittelbaren Konsequenzen schulvermeidenden Verhaltens* innerhalb der Familie. Häufig hat die Schulvermeidung nicht nur zur Folge, dass unangenehme und belastende Situationen seltener auftreten. Darüber hinaus verbringen die Betroffenen im Zuge von Schulvermeidung ihre Zeit vermehrt mit angenehmen Aktivitäten, z. B. mit Schlafen, Videos streamen, Computerspielen oder Filme schauen. Nicht selten reagieren die Eltern auf das schulvermeidende Verhalten sogar mit vermehrter Zuwendung, indem sie ihre Kinder beispielsweise mehr umsorgen (z. B. etwas Besonderes zu Essen machen, mehr Zeit mit ihnen verbringen). Zudem gehen viele der betroffenen Kinder und Jugendlichen nachmittags weiterhin ihren üblichen Aktivitäten nach (z. B. Fußballtraining, Treffen mit Gleichaltrigen). Auf schulvermeidendes Verhalten folgen also letztlich positive Konsequenzen und unangenehme Konsequenzen bleiben aus. Damit wird die Schulvermeidung im Endeffekt belohnt. Dies führt dazu, dass die Wahrscheinlichkeit, dass schulvermeidendes Verhalten immer häufiger auftritt, steigt.

Merkmale der Schule

Auch die schulische Bedingungen können Schulvermeidung begünstigen, auslösen oder aufrechterhalten. Mehrere wissenschaftliche Studien fanden einen Zusammenhang zwischen Schulvermeidung und großen Schulklassen, Klassen mit vielen sozial auffälligen Mitschülern sowie einem zerrütteten Klassenklima. Auch ungünstige Lehrbedingungen, z. B. häufiger Unterrichtsausfall, ein sehr einseitiger und als langweilig empfundener Lehrstil oder auch belastete Beziehungen zwischen Lehrkräften und Schülern, haben einen Einfluss auf Schulvermeidung. In den Studien zeigte sich zudem, dass schulvermeidendes Verhalten auch tendenziell häufiger in Klassen mit sehr hohen Leistungsanforderungen vorkommt und dass gut gemeinte längere Phasen von Einzel- oder gar Hausbeschulung in der Regel eher zu einer Verschärfung der Problematik beitragen. Schließlich zeigen Befunde, dass die Ausgrenzung durch Mitschülerinnen und Mitschüler sowie Mobbing mit Schulabwesenheit einhergehen können. In diesem Zusammenhang sollte unbedingt auch das sogenannte „Cybermobbing“ beachtet werden, also ausgeprägte Anfeindungen von Schülerinnen und Schülern in sozialen Netzwerken.

Merkmale der Gesellschaft

Nicht unerwähnt bleiben sollen allgemeine gesellschaftliche Faktoren, die Schulvermeidung begünstigen oder erschweren können. Hier ist zunächst einmal der in westlichen Kulturen vorhandene hohe Leistungsdruck als möglicher Faktor zu nennen. Ein nicht unerheblicher Anteil von Schülerinnen und Schülern versucht, sich diesem Druck durch Schulvermeidung zu entziehen. Auch erhalten Schüler mit Fehlzeiten häufig keine geeignete professionelle Unterstützung. Häufige Krankschreibungen bei unklaren körperlichen Symptomen können zur Verstärkung schulvermeidenden Verhaltens beitragen. Auch das soziale Umfeld, in das die Familie eingebunden ist und die dort vorherrschende Meinung über den Stellenwert von Schule (Abwertung vs. Aufwertung der Schule) im Leben der Kinder ist von hoher Wichtigkeit. Diese prägt natürlich die jeweilige elterliche Meinung über Schule und den Stellenwert von Schulbildung, was wiederum einen wichtigen Einfluss auf das Verhalten der betreffenden Kinder hat.

Als gesonderter Aspekt soll an dieser Stelle auch die häufig vorhandene unzureichende Abstimmung aller Beteiligten (Eltern, Lehrkräfte, betroffene Schüler, Schulleitung sowie ggfs. weitere Instanzen wie krankschreibende Ärzte oder behandelnde Therapeuten) erwähnt werden, die meist durch unklare Zuständigkeiten und einen mangelnden Informationsfluss geprägt ist. Vielfach wissen Eltern überhaupt nicht, dass ihre Kinder nicht in der Schule waren und ein beträchtlicher Anteil der Schüler, die der Schule fernbleiben, erhält aus der Schule keinerlei kritische Rückmeldung.

5 Welche Behandlungsmöglichkeiten gibt es?

5.1 Was ist auf der Basis von wissenschaftlichen Erkenntnissen zu empfehlen?

Die Entwicklung von Strategien zur Verminderung von schulvermeidendem Verhalten und die Untersuchung ihrer Wirksamkeit hat schon eine relativ lange Tradition. Heute liegen zahlreiche Studien vor, die sehr unterschiedliche Behandlungsansätze und Hilfestellungen für die Betroffenen untersuchen und es gibt auch erste Arbeiten, die diese Befunde zusammenfassen und so einen guten Überblick über die Forschungslage ermöglichen. Allerdings muss einschränkend erwähnt werden, dass die Mehrheit der Studien noch deutliche methodische Schwächen aufweist, sodass ihre Ergebnisse weiterhin nur sehr zurückhaltend interpretiert werden können. Auch wurden im Rahmen der Untersuchungen häufig nur Kinder und Jugendliche behandelt, die Schulvermeidung mit vorwiegend ängstlicher Begleitsymptomatik aufwiesen. Die Mehrheit der Arbeiten untersuchte zudem ambulante Therapiemethoden, zu stationären Behandlungen existieren bislang nur wenige Wirksamkeitsstudien. Schließlich fehlen hochwertige Untersuchungen, die sich mit der Frage der langfristigen Stabilität der erzielten Verbesserungen befassen.

Trotz dieser Einschränkungen können vor dem Hintergrund der aktuellen Befunde eindeutige Empfehlungen gegeben werden. Am besten untersucht ist die *ambulante kognitive Verhaltenstherapie*. Methoden der kognitiven Verhaltenstherapie haben in mehreren Studien mit Kindern und Jugendlichen mit Schulvermeidung eine deutliche Verminderung von schulischen Fehlzeiten und auch von psychischen Problemen bewirkt. Diese Veränderungen blieben in einzelnen Studien über einen Zeitraum von bis zu fünf Jahren nach Therapieende stabil. Die vorliegenden Studienergebnisse zur Behandlung von Schulvermeidung lassen zudem den Schluss zu, dass eine (zeitlich befristete) Hausbeschulung nicht zu einer Verminderung von schulischen Fehlzeiten beiträgt und daher davon abgeraten werden muss. Auch war eine stationäre, nicht kognitiv-verhaltenstherapeutisch ausgerichtete Therapie einer ambulanten kognitiv-verhaltenstherapeutischen Therapie nicht überlegen, während eine stationäre Therapie mit einem klaren kognitiv-verhaltenstherapeutischen Fokus sehr wirksam war.

Für *andere Psychotherapiemethoden,* z. B. für Spieltherapien oder für tiefenpsychologisch fundierte Psychotherapien, liegen bislang bedauerlicherweise kaum oder gar keine Studienergebnisse vor, sodass zu ihrer möglichen Wirksamkeit keine Aussagen getroffen werden können.

Die Befunde zur Behandlung mit *Medikamenten* sind uneinheitlich. Grundsätzlich wurden bei Kindern und Jugendlichen mit Schulvermeidung Medikamente nur in Kombination mit Psychotherapie erprobt. Die Art der Medikation richtete sich dabei nach der jeweiligen psychischen Symptomatik. Hauptsächlich wurden Patienten untersucht, die sogenannte Antidepressiva einnahmen, also Medikamente, die Depressionen, Zwänge oder Ängste vermindern können. Einige Studien deuten auf einen zusätzlichen Nutzen von antidepressiver Medikation bei Kindern oder vor allem Jugendlichen mit Depressionen hin. Diese Befunde sind aber mit Zurückhaltung zu bewerten und es müssen weitere Studien durchgeführt werden.

Schließlich sollen noch einige Maßnahmen erwähnt werden, die potenziell wirksam sein können, für die bisher jedoch noch keine klaren Wirksamkeitsnachweise erbracht wurden:

- So werden in letzter Zeit vermehrt sogenannte *aufsuchende, stationsersetzende Maßnahmen* angeboten. Hierbei suchen Therapeuten oder auch Mitarbeiter von Jugendhilfeträgern die Familien vor Ort auf und behandeln vor Ort (z. B. in der Morgensituation vor der Schule).
- Auch die sogenannte *Ferntherapie* ist eine erfolgversprechende neuere Methode, bei der die Therapie zumindest teilweise online über eine sichere Internet-Verbindung als Videochat stattfindet.
- Bei schwer ausgeprägten Formen der Schulvermeidung kann in Einzelfällen – gerade gegen Ende der Pflichtschulzeit – die Wiedereingliederung in die Regelschule schwierig sein oder auch als nicht sinnvoll erachtet werden. In diesen besonderen Fällen können sogenannte *„Schulmüden-Projekte“* möglicherweise eine Alternative darstellen, die von verschiedenen regionalen Trägern angeboten werden.

5.2 Was ist kognitive Verhaltenstherapie und wer bietet sie an?

Kognitive Verhaltenstherapie fußt zum einen auf der Annahme, dass bestimmte Lernerfahrungen für die Entstehung von Schulvermeidung verantwortlich sind, die in den vorangegangenen Kapiteln bereits als Teufelskreise beschrieben wurden.

Beispiel

Wenn Lars beispielsweise wiederholt die Erfahrung macht, dem ungeliebten Schulbesuch zu entgehen und zu Hause bleiben zu dürfen, wenn er seinen Eltern von seinen Bauchschmerzen berichtet, dann lernt er, dass dies eine wirkungsvolle Strategie darstellt, um die Schulzeit mit angenehmeren Aktivitäten zu verbringen (z.B. Videos schauen, Computerspielen). Er wird dann auch tatsächlich immer häufiger Bauchschmerzen vor dem Schulbesuch entwickeln.

Eine weitere wesentliche Annahme der kognitiven Verhaltenstherapie besteht darin, dass menschliches Verhalten durch Gedanken, Bewertungen und Grundannahmen (sogenannte „Kognitionen") gesteuert wird, die sich im Laufe des Lebens herausgebildet haben.

Beispiel

Wenn Sarah beispielsweise wiederholt die Erfahrung gemacht hat, von Mitschülerinnen und Mitschülern ausgegrenzt zu werden, so ist die Wahrscheinlichkeit hoch, dass diese Erfahrungen auch Einfluss auf ihre Bewertungen von künftigen sozialen Situationen nehmen. So könnte Sarah, wenn sie morgens auf dem Schulhof zwei Mitschülerinnen sieht, die zu ihr herüberschauen und sich unterhalten, möglicherweise dazu tendieren, diese Situation als ablehnend zu bewerten, indem sie denkt „Die reden gerade über mich und machen sich über mich lustig. Mit mir will eh niemand etwas zu tun haben." Solche Bewertungen erhöhen dann wiederum die Wahrscheinlichkeit, diesen als unangenehm empfundene Situationen aus dem Weg zu gehen und damit auch neue Erfahrungen, die solche Einstellungen eventuell auch korrigieren können, zu verpassen.

Gemeinsam ist allen kognitiv-verhaltenstherapeutischen Interventionen, dass davon ausgegangen wird, dass Lernerfahrungen prinzipiell bearbeitet und durch neue Erfahrungen erweitert werden können und damit das Verhalten, aber auch die Gedanken, also die Bewertungen oder Grundannahmen veränderbar sind. Diese Grundprinzipien sind in den letzten Jahrzehnten durch sehr viele Studien geprüft und bestätigt worden und werden bei Schulvermeidung, aber auch vielen andern psychischen Problemen angewendet.

Kognitive Verhaltenstherapie wird im ambulanten Bereich mehrheitlich von niedergelassenen Kinder- und Jugendlichenpsychotherapeuten angeboten, die in Verhaltenstherapie ausgebildet wurden. Auch Fachärzte für Kinder- und Jugendpsychiatrie und Psychotherapie sowie andere ärztliche Psychotherapeuten mit der Zulassung für Kinder und Jugendliche können eine solche Behandlung anbieten, wenn sie spezifisch in Verhaltenstherapie geschult sind. Auch im stationären Bereich der Kliniken für Kinder- und Jugendpsychiatrie und Psychotherapie werden häufig Methoden und Prinzipien der kognitiven Verhaltenstherapie angewendet.

Die ambulante Verhaltenstherapie und auch die ambulante und stationäre kinder- und jugendpsychiatrische Behandlung wird in Deutschland in der Regel von den Krankenkassen übernommen. Dazu muss im ambulanten Bereich gemeinsam von den Eltern und dem Therapeuten ein Antrag auf eine kinder- und jugendpsychotherapeutische Behandlung gestellt werden (ab dem 15. Lebensjahr kann dies auch durch den Jugendlichen ohne seine Eltern geschehen).

5.3 Wann sollte ambulant, wann (teil-)stationär behandelt werden?

Die Behandlung von Kindern und Jugendlichen mit Schulvermeidung kann in der Regel ambulant erfolgen. Eine ambulante Therapie umfasst normalerweise eine Therapiesitzung pro Woche, gerade zu Beginn der Behandlung oder bei sehr starker Beeinträchtigung können aber auch mehrere Sitzungen wöchentlich sinnvoll sein. Weiterhin empfiehlt es sich, am Beginn einer ambulanten Behandlung die Rahmenbedingungen für die Durchführung der Therapie mit den Beteiligten gemeinsam zu erarbeiten. Dabei kann zunächst ein ambulanter Behandlungsversuch vereinbart werden, der dann in eine weiterführende ambulante Therapie überführt wird, wenn eine Verminderung der Schulvermeidung während des Behandlungsversuchs erfolgreich gelingt. Meist werden für einen solchen Behandlungsversuch nicht mehr als sechs bis acht Wochen eingeplant. Scheitert dieser Versuch, dann ist in der Regel eine stationäre Therapie indiziert.

Eine tagesklinische oder vollstationäre Therapie kann bei bestimmten Bedingungen erforderlich sein:

- bei besonders schwerer und auch schon lange bestehender Schulvermeidung mit sehr hohen Fehlzeiten, beispielsweise wenn seit mehreren Monaten die Schule überhaupt nicht mehr besucht wird und die Betroffenen sich auch nicht vorstellen können, einen entsprechenden Versuch zu starten;
- bei besonders schweren und auch chronischen psychischen Störungen, z. B. ausgeprägter Depression mit starker Antriebsminderung und verschobenem Schlaf-Wach-Rhythmus;
- bei sehr geringen familiären Unterstützungsmöglichkeiten oder besonderen familiären Belastungen, etwa stark gesundheitlich beeinträchtigten Elternteilen, die dann deshalb die notwendigen Rahmenbedingungen nicht gewährleisten können;
- wenn der ambulante Therapieversuch von maximal ein bis zwei Monaten keine deutliche Reduktion der Fehlzeiten erbringt;
- bei Eigengefährdung (Suizidalität) mit häufiger Thematisierung von lebensmüden Gedanken oder auch konkreten Plänen.

Die Indikation über die geeignete Therapieform wird der behandelnde Therapeut mit dem Betroffenen und seinen Bezugspersonen (vor allem den Sorgeberechtigten) besprechen.

Sollte eine ambulante Therapie nicht sinnvoll sein, so ist im Allgemeinen bei sehr ausgeprägten Fällen eine vollstationäre Therapie einer tagesklinischen Behandlung vorzuziehen, da im vollstationären Bereich die Schülerinnen und Schüler auch während der häufig schwierigen Morgensituation intensiv unterstützt werden können. Wenn der Schulbesuch wieder erfolgreich aufgenommen wurde, kann die Behandlungsintensität im Rahmen eines Stufenmodells Schritt für Schritt zurückgenommen werden und über eine tagesklinische Behandlung in die ambulante Psychotherapie übergeleitet werden. Da sowohl im ambulanten als auch stationären Bereich Wartezeiten leider die Regel sind, ist es empfehlenswert, frühzeitig Kontakt zu den entsprechenden Institutionen aufzunehmen.

5.4 Was sind die Bestandteile einer Behandlung von Kindern und Jugendlichen mit Schulvermeidung?

Unabhängig vom Behandlungsrahmen (ambulant – teilstationär – vollstationär) wird in der Regel eine sogenannte multimodale Therapie durchgeführt, d.h. es wird für jeden Patienten auf der Basis seiner individuellen Schwierigkeiten und auch der familiären und schulischen Bedingungen ein Verständnis dafür aufgebaut, woher die Schwierigkeiten kommen und wie diese Schwierigkeiten zur Auslösung und Aufrechterhaltung der Schulvermeidung beitragen.

Darauf aufbauend wird ein individuelles Behandlungspaket zusammengestellt. Ziel der Therapie ist es immer, die Fehlzeiten und die psychischen Probleme in einem umschriebenen Behandlungszeitraum zu reduzieren und die Integration in den Alltag zu verbessern. Dabei werden in der Therapie verschiedene Ebenen voneinander unterschieden, die miteinander kombiniert werden können und im Folgenden kurz umrissen werden:

- Interventionen mit den Eltern mit und ohne Anwesenheit des Patienten,
- Interventionen, die mit dem Patienten selbst durchgeführt werden,
- Interventionen unter Einbezug von Lehrkräften,
- Maßnahmen der Jugendhilfe und schließlich
- Pharmakotherapie.

Interventionen mit den Eltern finden in der Regel begleitend zu den Terminen mit den Patienten statt. Normalerweise werden die Eltern umso mehr einbezogen, je jünger der Patient ist und je mehr die Eltern selbst durch ihr Verhalten – unbewusst – zur Aufrechterhaltung der Probleme beitragen. In Eltern- bzw. Familiengesprächen werden Strategien erarbeitet, um mit problematischen Situationen in Bezug auf die Schulvermeidung besser umgehen zu können (z.B. die Morgensituation besser zu gestalten). Darüber hinaus können Beziehungen unter den Familienmitgliedern gestärkt werden und mit den Eltern deren Erziehungsverhalten analysiert und optimiert werden. Auch können die Beteiligten dazu angeleitet werden, mit Konflikten angemessener umzugehen. Bei Bedarf können die Eltern dabei unterstützt werden, sich zusätzliche Hilfe zu holen, um eventuell vorhandene weitere Belastungen zu reduzieren (z.B. Paarkonflikte, gesundheitliche Probleme von anderen Familienmitgliedern).

Mit den *Kindern bzw. Jugendlichen allein* werden in den Therapiesitzungen Strategien erarbeitet, um die Fehlzeiten und die psychischen Probleme zu vermindern, die zur Schulvermeidung beitragen. Je nach individuellen Problemen können Methoden eingesetzt werden, um den Antrieb und das Aktivitätsniveau zu stärken, damit die Kinder und Jugendlichen ihren Alltag wieder aktiver gestalten können. Zudem werden Gedanken und Bewertungen identifiziert, hinterfragt und korrigiert, die zur Aufrechterhaltung der Probleme beitragen. Bei Bedarf werden Maßnahmen eingeübt, um mit Mitmenschen besser zurechtzukommen, z.B. werden Strategien geübt, Kontakte aufzubauen und zu intensivieren oder Konflikte zu lösen. Wenn Ängste eine Rolle spielen, können Strategien zur Angstbewältigung ein weiterer wichtiger Behandlungsbaustein sein. Dabei werden die Betroffenen schrittweise mit den angstauslösenden Situationen konfrontiert und dann dabei unterstützt, diese angemessen zu bewältigen und nicht – wie bislang – zu vermeiden, sondern so lange in der Situation zu verbleiben, bis die Angst deutlich rückläufig ist. Da viele Kinder und Jugendliche mit Schulvermeidung Schwächen im Bereich Lern- und Arbeitsorganisation sowie Lernstrategien haben, können zudem anhand von schulischem Material solche Strategien erarbeitet werden, um sie nachfolgend im Alltag zu erproben. Auch können in Kooperation mit der Schule Maßnahmen zur Verminderung von Wissenslücken geplant und umgesetzt werden.

Interventionen unter Einbezug von Lehrkräften sollen den Betroffenen ebenfalls helfen, die Probleme zu vermindern, die in der Schule identifiziert wurden. Die Interventionen werden in der Regel über ausgewählte Lehrkräfte (beispielsweise Klassen- oder Stufenlehrer) oder auch weitere schulische Bezugspersonen (z.B. Schulsozialarbeiter, Mitarbeiter des offenen Ganztags) in der Schule umgesetzt. Hierzu ist ein regelmäßiger Austausch zwischen den Beteiligten wichtig, denn diese Maßnahmen müssen zuvor sowohl mit dem Kind bzw. Jugendlichen als auch mit der kooperierenden Fachkraft vor Ort abgestimmt worden sein. Zunächst steht auch hier meist die Reduktion von Fehlzeiten im Fokus, d.h. es werden Strategien abgestimmt, um beispielsweise dem Kind bzw. dem Jugendlichen dabei zu helfen, sich morgens bei Schulbeginn von den Eltern zu trennen oder den Unterricht nicht vorzeitig zu verlassen. In gemeinsamen Gesprächen mit den betroffenen Kindern und Jugendlichen werden darüber hinaus beispielsweise Strategien entwickelt, die dazu dienen sollen, schulbezogene Ängste zu überwinden, die Aufmerksamkeitsleistungen zu steigern, Störverhalten im Unterricht zu vermindern und die Mitarbeit im Unterricht zu steigern oder die Betroffenen stärker in die Klassengemeinschaft zu integrieren.

Maßnahmen der Jugendhilfe können ein wichtiges Element der Therapie darstellen und werden grundsätzlich in das therapeutische Gesamtkonzept integriert. Diese Hilfen können die betroffenen Kinder und Jugendlichen, aber auch die Eltern oder die Familie als Ganzes unterstützen. Niederschwellige ambulante Hilfen können einfache Beratungsangebote in den zuständigen Jugendämtern sein. Zu den ambulanten Hilfen gehören aber auch regelmäßige, d.h. in der Regel wöchentliche, Hilfen vor Ort direkt in den Familien. So können beispielsweise Einzelfallhelfer jede Woche in die Familie kommen, um dem Kind bzw. Jugendlichen dabei zu helfen, wieder mehr Freizeitaktivitäten aufzunehmen. Schulbegleiter können dazu beitragen, dass der Schüler wieder regelmäßig den Unterricht besucht. Andere ambulante Hilfen legen den Fokus auf Eltern: Helfer kommen ein- bis zweimal wöchentlich in die Familien, um die Eltern in ihrem Erziehungsverhalten zu unterstützen. Neben solchen ambulanten Hilfen gibt es aber auch eine Vielzahl von teilstationären (z.B. Tagesgruppen) und vollstationäre Hilfen, bei denen der Patient auch über Nacht betreut wird, z.B. in einer Fünf-Tagesgruppe. Hierbei verbringt der Patient ähnlich wie in einem Internat die Zeit während der Woche in einer spezialisierten Wohneinrichtung und das Wochenende zu Hause.

Schließlich kann in Einzelfällen auch die Gabe von *Psychopharmaka* sinnvoll sein. Die Art der Medikation richtet sich dabei nach der jeweiligen psychischen Störung (z.B. ADHS, Depression, Angststörungen) und kommt in der Regel bei stark ausgeprägter psychischer Symptomatik zum Einsatz. Die Therapie erfolgt in solchen Fällen am besten durch einen Facharzt für Kinder- und Jugendpsychiatrie.

6 Was können Eltern tun?

Im Folgenden finden Sie einige Empfehlungen, die beschreiben, was Sie als Eltern tun können, wenn Ihr Kind schulische Fehlzeiten aufweist. Bei einer stark ausgeprägten oder schon lange bestehenden Schulvermeidung reichen diese Hinweise allerdings meist nicht aus, um das Problem zu lösen.

Merke: Was können Eltern tun?

1. Halten Sie zu Ihrem Kind einen guten Kontakt.
2. Nehmen Sie Kontakt zur Schule auf.
3. Versuchen Sie gemeinsam, mögliche Ursachen zu identifizieren.
4. Versuchen Sie, gemeinsam mit Ihrem Kind und in Kooperation mit der Schule Lösungsmöglichkeiten zu entwickeln.
5. Unterstützen Sie Ihr Kind dabei, das schulbezogene Vermeidungsverhalten zu reduzieren.
6. Lassen Sie nicht zu viel Zeit verstreichen.
7. Suchen Sie bei Bedarf gemeinsam mit Ihrem Kind einen Kinder- und Jugendlichenpsychotherapeuten, eine Beratungsstelle oder einen Facharzt für Kinder- und Jugendpsychiatrie und -psychotherapie auf.

1 **Halten Sie zu Ihrem Kind einen guten Kontakt.** Gerade bei regelmäßigen Fehlzeiten machen sich Eltern verständlicherweise große Sorgen um die Zukunft ihrer Kinder. Nicht selten drängt auch die Schule auf eine zeitnahe Reduktion der Fehlzeiten. Die betroffenen Kinder/Jugendlichen selbst sind mit der Situation häufig überfordert und wissen nicht, wie sie ihr Problem lösen können. Hierdurch entstehen meist heftige Konflikte, die das Familienklima stark belasten können. Versuchen Sie, einen guten Kontakt zu Ihrem Kind zu halten. Zeigen Sie Ihrem Kind, dass Sie es trotz der aktuellen Schwierigkeiten mögen und hinter ihm stehen. Denken Sie daran, dass das Leben nicht nur aus Schule besteht, versuchen Sie, trotz der Schulvermeidung auch gemein-

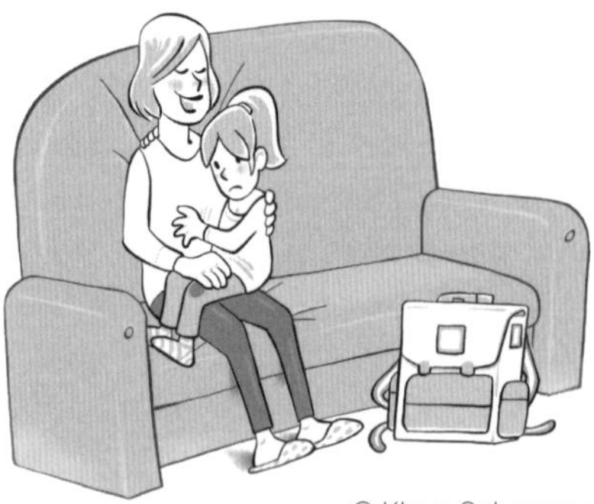

© Klaus Gehrmann

sam schöne Momente zu verbringen, indem Sie beispielsweise abends zusammen essen, etwas gemeinsam spielen oder zusammen einen Film schauen. Heizen Sie Konflikte nicht zu sehr auf.

2 **Nehmen Sie Kontakt zur Schule auf.** Bitten Sie den Klassenlehrer oder den Stufenleiter oder einen anderen Beratungslehrer um ein Gespräch. Normalerweise sollten Sie dazu diejenige Lehrkraft auswählen, die Ihr Kind am besten kennt und am häufigsten sieht. Schildern Sie Ihre Sorgen, signalisieren Sie die Bereitschaft, das Problem gemeinsam zu lösen und versuchen Sie, gemeinsam mit der Schule herauszufinden, welche Faktoren zur Aufrechterhaltung der Schulvermeidung beitragen. Gerade bei älteren Kindern und Jugendlichen kann es sinnvoll sein, diese an dem Gespräch zu beteiligen. Nicht selten sind bei Kindern und Jugendlichen mit Schulvermeidung auch die Beziehungen zur Schule bzw. einzelnen Lehrkräften belastet. Versuchen Sie in jedem Fall dennoch, derartige Schwierigkeiten zu überwinden und in einen gemeinsamen Kontakt zu kommen. In einem gemeinsamen Gespräch lassen sich Missverständnisse oder Konflikte leichter klären. Mitunter kann es dazu sinnvoll sein, eine weitere Person (z.B. Beratungslehrer, Schulsozialarbeiter, Schulpsychologe) hinzuzuziehen. In jedem Fall sollte sichergestellt sein, dass Sie als Eltern möglichst rasch von der Schule in Kenntnis gesetzt werden, wenn es zu weiteren Fehlzeiten kommt.

3 **Versuchen Sie gemeinsam, mögliche Ursachen zu identifizieren.** Beobachten Sie Ihr Kind für ein bis zwei Wochen und suchen Sie das Gespräch mit ihrem Kind. Gibt es möglicherweise bestimmte Auslöser für die Schulvermeidung? Fällt es Ihrem Kind etwa an bestimmten Wochentagen besonders schwer, zur Schule zu gehen? Hat dies mit bestimmten Fächern, bestimmten Lehrkräften oder Mitschülern zu tun? Hängt dies möglicherweise mit bevorstehenden Tests oder Arbeiten zusammen? Versucht Ihr Kind, mit dem schulvermeidenden Verhalten bestimmte Belastungen zu vermeiden (z.B. Bahnfahrt zur Schule)? Was fällt Ihrem Kind in Zusammenhang mit dem Schulbesuch besonders schwer (z.B. das Verlassen der Wohnung, der Schulweg an sich, die Pausen, bestimmte Unterrichtsfächer)? Zeigt Ihr Kind generelle Trennungsschwierigkeiten (z.B. nachts ins eigene Bett zu gehen oder bei Freunden zu übernachten)? Ist Ihr Kind überwiegend traurig und freudlos? Ist Ihr Kind generell sozial ängstlich? Gibt es Anzeichen von schulischer Überforderung?

4 **Versuchen Sie, gemeinsam mit Ihrem Kind und in Kooperation mit der Schule Lösungsmöglichkeiten zu entwickeln.** Machen Sie Ihrem Kind deutlich, dass Sie gemeinsam nach einer Lösung suchen wollen. Wählen Sie einen geeigneten Zeitpunkt für ein solches Gespräch aus. Überlegen Sie, wer Ihr Kind wann und wodurch am besten unterstützen kann (z.B. Begleitung des Schulwegs/zur Schule bringen; die Zusicherung, im Unterricht nicht aufgerufen zu werden; Befreiung von einzelnen Schulstunden). Derartige Maßnahmen sollten in jedem Fall immer zeitlich befristet sein und müssen natürlich mit der Schule abgestimmt sein. Sie sollten Ihrem Kind auch verständlich machen, dass Sie nicht tatenlos zusehen werden, wie es in der Schule zu weiteren Fehlzeiten kommt, und dass Sie als Familie (ggfs. mit professioneller Hilfe) eine Lösung finden müssen. Sie sollten auf der anderen Seite aber auch nicht um jeden Preis Ihr Kind dazu zwingen, in die Schule zu gehen. Es ist nicht sinnvoll, die häusliche Situation völlig eskalieren zu lassen. Bei drohender Eskalation sollten Sie als Eltern eher Druck herausnehmen, stattdessen zeitnah professionelle Unterstützung organisieren (vgl. Punkt 6 und 7) und die Schule davon in Kenntnis setzen.

5 **Unterstützen Sie Ihr Kind dabei, das schulbezogene Vermeidungsverhalten zu reduzieren.** Helfen Sie Ihrem Kind dabei, schulbezogene Anforderungen zu bewältigen (vgl. Punkt 4). Achten Sie darauf, dass Sie Ihr Kind für die (schrittweise) Bewältigung von als schwierig empfundenen Situationen besonders loben und belohnen. Demgegenüber sollte schulbezogenes Vermeidungsverhalten möglichst nicht belohnt werden: Es ist also z.B. nicht sinnvoll, wenn Ihr Kind nicht in die Schule geht und diese Zeit stattdessen dann mit angenehmen Tätigkeiten verbringt (z.B. Filme schauen, Treffen mit Gleichaltrigen). Solche angenehmen Tätigkeiten während der eigentlichen Schulzeit zu verhindern, kann eine große Herausforderung für die Eltern darstellen (z.B. die Nutzung von Medien auf *allen* elektronischen Geräten zu unterbinden, also Videos streamen, Instagram etc.).

6 **Lassen Sie nicht zu viel Zeit verstreichen.** Schulvermeidendes Verhalten chronifiziert häufig. Innerhalb von vier bis sechs Schulwochen sollten Sie gemeinsam eine Reduktion der Fehlzeiten erreicht haben. Sollte dies nicht gelingen, sollten Sie professionelle Hilfe in Anspruch nehmen (vgl. Punkt 7).

7 **Suchen Sie bei Bedarf gemeinsam mit Ihrem Kind einen Kinder- und Jugendlichenpsychotherapeuten, eine Beratungsstelle oder einen Facharzt für Kinder- und Jugendpsychiatrie und -psychotherapie auf.** Wenn es innerhalb von vier bis sechs Wochen nicht gelingt, die Fehlzeiten zu reduzieren oder wenn diese gar steigen oder wenn sich Ihr Kind auf keinerlei Lösungsvorschläge einlässt oder wenn Sie sich mit der Situation insgesamt überfordert fühlen, sollten Sie einen Termin bei einem Kinder- und Jugendlichenpsychotherapeuten, einem Facharzt für Kinder- und Jugendpsychiatrie und -psychotherapie oder in einer Beratungsstelle (z. B. Erziehungsberatung, schulpsychologischer Dienst) vereinbaren. Kalkulieren Sie dafür einen ausreichenden Vorlauf ein, denn in der Regel müssen Sie mehrere Wochen auf einen Termin warten. Es kann daher sinnvoll sein, dass Sie sich bereits in einem sehr frühen Stadium um einen Termin kümmern, also noch bevor Sie selbst versucht haben, die Fehlzeiten gemeinsam zu vermindern.

7 Was können Lehrkräfte tun?

In diesem Kapitel finden Sie Hinweise für Lehrkräfte und weitere Fachkräfte an Schulen (z.B. Sozialarbeiter, Mitarbeiter im offenen Ganztag) für den Umgang mit Schülerinnen und Schüler, die die Schule nur unregelmäßig besuchen.

Merke: Was können Lehrkräfte tun?

1. Tauschen Sie sich mit Ihren Kollegen aus.
2. Bleiben Sie mit Ihrem Schüler in einem guten Kontakt.
3. Nehmen Sie Kontakt zu den Eltern auf.
4. Versuchen Sie gemeinsam, mögliche Ursachen zu identifizieren.
5. Versuchen Sie, gemeinsam Lösungsmöglichkeiten zu entwickeln.
6. Unterstützen Sie Ihren Schüler dabei, das schulbezogene Vermeidungsverhalten zu reduzieren.
7. Stellen Sie klare Anforderungen, lassen Sie nicht zu viel Zeit verstreichen.
8. Empfehlen Sie bei Bedarf der Familie, professionelle Unterstützung in Anspruch zu nehmen.
9. Leiten Sie bei Bedarf weitere Schritte ein.

1 **Tauschen Sie sich mit Ihren Kollegen aus.** Falls ein Schüler regelmäßig dem Unterricht fernbleibt sollten Sie sich mit Kollegen, die den Schüler ebenfalls unterrichten, austauschen und klären, ob es ggfs. auch in anderen Fächern zu Fehlzeiten gekommen ist. Stimmen Sie sich ab, wie Sie in dem Fall vorgehen wollen. Sollte es an Ihrer Einrichtung spezialisierte Mitarbeiter geben, beispielsweise Schulsozialarbeiter oder Schulpsychologen, so ist es sinnvoll, auch diese mit in das weitere Vorgehen einzubeziehen. Klären Sie ggfs., wie in Ihrer Schule mit Schülern mit Schulvermeidung üblicherweise vorgegangen wird. An zahlreichen Schulen gibt es ein standardisiertes Vorgehen. Zudem gibt es immer mehr regionale Netzwerke, die genaue Pläne oder Leitfäden dazu entwickelt haben, welche der beteiligten Institutionen in Fällen von Schulvermeidung was zu welcher Zeit macht. In solche Ablaufpläne sind häufig auch andere Berufsgruppen wie Kinderärzte, Therapeuten oder Mitarbeiter der Jugendhilfe involviert. Denken Sie daran, dass es in jedem Fall unerlässlich ist, die Fehlzeiten der betroffenen Schülerinnen und Schüler zu dokumentieren und auf die Fehlzeiten zu reagieren.

2 **Bleiben Sie mit Ihrem Schüler in einem guten Kontakt.** Gerade wenn Ihr Schüler noch in die Schule kommt, also keine komplette Schulvermeidung vorliegt, sollten Sie das gemeinsame Gespräch suchen. Wählen Sie hierfür einen geeigneten Moment aus, damit auch hinreichend Zeit besteht. Thematisieren Sie die Fehlzeiten und äußern Sie Ihre Sorge. Signalisieren Sie, dass der Schüler für Sie und die Klassengemeinschaft bzw. Klassenstufe wichtig ist und verbalisieren Sie Ihre Bereitschaft, ihn dabei zu unterstützen, die Fehlzeiten zu vermindern. Sollte es an Ihrer Einrichtung zusätzliche Beratungsangebote für Schüler geben (z. B. Beratungslehrer, Schulsozialarbeiter), empfehlen Sie, dass Ihr Schüler sich auch dort einmal vorstellt. Dies kann auch in solchen Fällen besonders sinnvoll sein, wenn die Beziehung zwischen Ihnen und Ihrem Schüler belastet ist und es nicht gelingt, die Beziehung zu stärken oder Konflikte zu klären. Kündigen Sie an, dass Sie auch den Kontakt zu den Eltern suchen werden, um gemeinsam eine Lösung zu entwickeln (vgl. Punkte 3 bis 5).

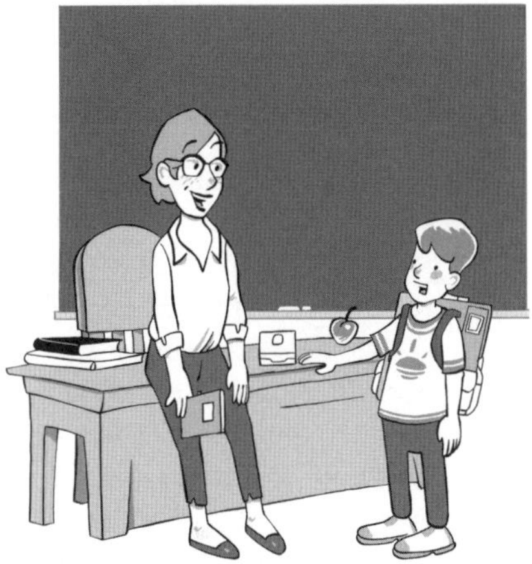

3 **Nehmen Sie Kontakt zu den Eltern auf.** Kontaktieren Sie die Eltern. Es ist sehr wichtig, dass die Eltern erfahren, dass es Fehlzeiten gibt und dass sie auch über das Ausmaß der Fehlzeiten informiert sind. Häufig ist es sinnvoll, die Eltern zu einem Gespräch einzuladen. Überlegen Sie gemeinsam im Vorfeld, ob es sinnvoll ist, das Kind bzw. den Jugendlichen mit zu dem Gespräch zu bitten – v. a. an weiterführenden Schulen sollte dies die Regel sein. Vermeiden Sie, ausschließlich nach Schuldigen zu suchen, sondern versuchen Sie, gemeinsame Lösungen zu finden.

4 **Versuchen Sie gemeinsam, mögliche Ursachen zu identifizieren.** Beobachten Sie Ihren Schüler bei unregelmäßigem Schulbesuch über einen Zeitraum von ein bis zwei Wochen und suchen Sie mit ihm das Ge-

spräch. Versuchen Sie gemeinsam herauszufinden, welche Faktoren zur Aufrechterhaltung der Schulvermeidung beitragen. Ist vielleicht ein Muster erkennbar, das den Fehlzeiten zugrunde liegt? Hängen die Fehlzeiten beispielsweise mit bestimmten Wochentagen, Fächern, Lehrkräften oder Tageszeiten zusammen? Kommt es insbesondere vor Tests/Klassenarbeiten oder Abgabeterminen zu Fehlzeiten? Gibt es möglicherweise Konflikte mit bestimmten Lehrkräften und/oder Schülern? Zeigt der Schüler vielleicht generelle Trennungsschwierigkeiten, ist er überwiegend traurig/freudlos? Gibt es Anzeichen von schulischer Überforderung?

5 **Versuchen Sie, gemeinsam Lösungsmöglichkeiten zu entwickeln.** Gemeinsam mit den Eltern und Ihrem Schüler sollten Sie versuchen, in Abhängigkeit von den Ursachen der Schulvermeidung mögliche Hilfestellungen zu entwickeln. Derartige Hilfestellungen sollten die Fehlzeiten reduzieren und sind in der Regel zeitlich befristet. So können Sie oder andere ihn unterrichtende Kollegen bei ängstlichen Tendenzen Ihrem Schüler beispielsweise zusichern, ihn in nächster Zeit im Unterricht nicht aufzurufen, wenn er sich nicht selbst meldet. Es kann auch in Einzelfällen hilfreich sein, ihn von einzelnen Stunden zu befreien, wenn dadurch die Anwesenheit insgesamt in anderen Fächern steigt. Sie können auch mit der Familie überlegen, ob es hilfreich ist, wenn der Schüler bei der Bewältigung des Schulweges in nächster Zeit Unterstützung durch die Eltern oder von Mitschülern erhält. Bei ausgeprägten Konflikten zwischen Schülern sollten Sie in jedem Fall eine Konfliktlösung anstreben und auch entsprechende Maßnahmen einleiten. Sie sollten die Schüler damit nicht allein lassen. Tauschen Sie sich auch hierzu mit Kollegen aus. Gegebenenfalls können Sie sich auch extern beraten lassen, beispielsweise bei schulpsychologischen Diensten. Maßnahmen, die sich demgegenüber nicht als hilfreich erwiesen haben (obwohl sie in der Regel gut gemeint sind) sind längere Phasen der Einzelbeschulung, Hausbeschulung oder auch, wenn Hausaufgaben über einen längeren Zeitraum dem schulvermeidenden Schüler nach Hause gebracht werden. Damit wird ihm signalisiert, dass es möglicherweise eine Option darstellt, dem Unterricht fernzubleiben, solange die Hausaufgaben erledigt werden. Solche Maßnahmen tragen häufig eher zu einer Chronifizierung der Schulvermeidung bei. Oberstes Ziel sollte immer sein, dass der Schüler die Schulzeit vor Ort in der

Schule verbringt. Es mag Ihnen möglicherweise seltsam erscheinen, für einen Schüler derartige „Sonderlösungen" zu entwickeln, während andere Schüler wie selbstverständlich regelmäßig die Schule besuchen. Bitte bedenken Sie hierzu, dass ein und dasselbe Verhalten je nach Schüler unterschiedlich herausfordernd sein kann. Dem einen Schüler fällt ein bestimmtes Verhalten leicht, ein anderer Schüler hat große Probleme damit, es zu zeigen. Daher ist es durchaus sinnvoll, ein an den Fähigkeiten und Beeinträchtigungen des jeweiligen Schülers angepasstes Vorgehen zu entwickeln.

6 **Unterstützen Sie Ihren Schüler dabei, schulbezogenes Vermeidungsverhalten zu reduzieren.** Helfen Sie Ihrem Schüler dabei, die besprochenen Hilfestellungen umzusetzen. Versuchen Sie, mit ihm in einem regelmäßigen Austausch zu bleiben. Dazu kann eine kurze Rückmeldung vor oder nach dem Unterricht ausreichend sein. Versuchen Sie, regelmäßig (z. B. einmal wöchentlich) kurze gemeinsame Zwischenbilanzen zu ziehen und zu evaluieren, inwiefern die gemeinsam geplanten Unterstützungen als hilfreich erlebt wurden und zu der gewünschten Reduktion der Fehlzeiten geführt haben. Sollten Sie selbst solche Gespräche allein nicht anbieten können, sollten Sie innerhalb des Kollegiums überlegen, wer diese übernehmen kann oder ob Sie sich mit Kollegen abwechseln können.

7 **Stellen Sie klare Anforderungen, lassen Sie nicht zu viel Zeit verstreichen.** Die pädagogische Grundhaltung in Kontakt mit Schülern mit Schulvermeidung kann eine besondere Herausforderung darstellen und viel Fingerspitzengefühl verlangen. Auf der einen Seite sollten Sie dem Schüler und seinen Eltern wertschätzend gegenübertreten, gemeinsam mögliche Hilfen entwickeln, diese installieren und auch evaluieren. Auf der anderen Seite sollten Sie aber auch verdeutlichen, dass schulische Fehlzeiten auf Dauer nicht akzeptabel sind, der Schüler der Schulpflicht unterliegt und die Schule die Verpflichtung hat, bei andauernder Schulvermeidung die betreffenden Schüler dem Schulamt zu melden, damit weitere ordnungsbehördliche Maßnahmen eingeleitet werden können. Hierbei sollten Sie verdeutlichen, dass auch Ihr Handlungsspielraum begrenzt ist. Keinesfalls sollten Sie tatenlos zusehen und das schulvermeidende Verhalten über einen längeren Zeitraum ohne aktives Handeln tolerieren (vgl. Punkte 8 und 9). In diesem Zu-

sammenhang ist es wichtig, dem Schüler und der Familie gegenüber Präsenz zu zeigen und zu betonen, dass es Ihnen ein wichtiges Anliegen ist, dass der Schüler zeitnah den Weg zurück in die regelmäßige Beschulung findet.

8 **Empfehlen Sie der Familie bei Bedarf, professionelle Unterstützung in Anspruch zu nehmen.** Sollte die Schulvermeidung stark ausgeprägt sein oder schon über lange Zeit andauern und sollten Sie keine geeigneten Lösungsschritte einleiten können oder die Familie nur eine begrenzte Kooperationsbereitschaft aufweisen, so sollten Sie der Familie früh empfehlen, geeignete professionelle Unterstützung aufzusuchen. Dies können Beratungsstellen (z.B. schulpsychologischer Dienst), niedergelassene Kinder- und Jugendlichenpsychotherapeuten, niedergelassene Kinder- und Jugendpsychiater oder auch Kliniken für Kinder- und Jugendpsychiatrie sein. Kalkulieren Sie hierzu einen ausreichenden zeitlichen Vorlauf ein, denn in der Regel gibt es eine Wartezeit von mehreren Wochen. Überlegen Sie, ob es sinnvoll ist, sich eine Bestätigung der Institution vorlegen zu lassen, um sicherzustellen, dass sich die Familie auch wirklich professionelle Unterstützung organisiert hat. Sie sollten dann um eine Schweigepflichtsentbindung bitten, um mit den involvierten Institutionen Kontakt aufnehmen und weitere Maßnahmen abstimmen zu können.

9 **Leiten Sie bei Bedarf weitere Schritte ein.** Sollten die genannten Maßnahmen nicht zu den gewünschten Effekten führen, eine Klärung nicht möglich sein und die Familie eine professionelle Unterstützung verweigern, so ist es häufig sinnvoll, behördliche Schritte einzuleiten (Einbezug Schulamt, Ordnungsamt, Jugendamt). Auch in diesen Fällen ist es sinnvoll, sich innerhalb des Kollegiums abzustimmen. Eine besondere Schwierigkeit ergibt sich, wenn Schüler über Wochen oder gar Monate hinweg immer wieder vom selben oder auch von unterschiedlichen Ärzten mit unklaren oder wechselnden Beschwerden krankgeschrieben werden und damit auch die üblichen behördlichen Maßnahmen ausgesetzt werden. Solche Krankschreibungen sind in der Regel nicht sinnvoll und tragen zu einer Chronifizierung der Schulvermeidung bei. In solchen Fällen können Sie selbst Kontakt zum krankschreibenden Arzt aufnehmen, jedoch nur, wenn Sie von der Familie schriftlich von der Schweigepflicht entbunden wurden. Sie können aber auch fordern, dass der Schüler im Gesundheitsamt einem Amtsarzt vorge-

stellt wird und dort die Schulfähigkeit geprüft wird. Zudem können sie sich auch anonym beim Jugendamt beraten lassen und prüfen, ob in Einzelfällen ggfs. nicht sogar eine Gefährdungsmeldung beim Jugendamt notwendig ist.

8 Was können Kinder und Jugendliche selbst tun?

Dieses Kapitel wendet sich speziell an ältere Kinder und Jugendliche, die regelmäßige Fehlzeiten in der Schule haben und wissen möchten, was sie selbst tun können, um ihre Fehlzeiten zu vermindern.

In den Kapiteln 1 bis 5 haben wir die Merkmale von Schulvermeidung und häufige damit verbundene Schwierigkeiten beschrieben. Zudem haben wir zusammengefasst, was mögliche Ursachen für Schulvermeidung sein können und aufgezeigt, welche Behandlungsmöglichkeiten es gibt. In den Kapiteln 6 und 7 geben wir Empfehlungen für deine Eltern und Lehrkräfte, was diese tun können, um dir dabei zu helfen, die Schule wieder regelmäßig zu besuchen. Auf den folgenden Seiten findest du Tipps und Anregungen, was du selbst tun kannst, um dein Problem in den Griff zu bekommen.

Merke: Was können Kinder und Jugendliche selbst tun?

1. Lass es nicht einfach laufen, werde aktiv.
2. Versteck dich nicht. Versuche, in deinem Alltag möglichst viel Normalität zu leben.
3. Verbringe nicht die ganze Zeit an irgendwelchen Bildschirmen.
4. Versuche herauszubekommen, was dir besondere Schwierigkeiten bereitet.
5. Probiere erstmal allein verschiedene Dinge aus.
6. Beziehe weitere Personen ein, die dir helfen können.
7. Organisiere dir Hilfe, wenn du allein nicht weiterkommst.
8. Wenn alles nicht hilft, wende dich an Profis, die sich damit auskennen.

1 **Lass es nicht einfach laufen, werde aktiv.** Viele Kinder und Jugendliche schämen sich dafür, wenn sie es nicht mehr schaffen, die Schule regelmäßig zu besuchen. Das ist verständlich, aber trotzdem eigentlich unnötig. Viele wissen z. B. auch nicht, was sie sagen sollen, wenn sie von Mitschülern gefragt werden, wo sie denn gewesen sind oder dumme Sprüche bekommen, wie „da ist der ja wieder, der Schulschwänzer“ oder Ähnliches. Versuche, solche Sprüche an dir abprallen zu lassen, darüber zu stehen und dein Unwohlsein zu überwinden. Hier ein paar

Basisinfos für dich: Schulvermeidung ist ein sehr häufiges Phänomen – wusstest du, dass etwa jeder 20. Schüler dem Unterricht regelmäßig fernbleibt? Rechne das mal auf deine Schule hoch, dann wirst du sehen, dass es ganz sicher noch etliche Mitschüler gibt, die ähnliche Probleme haben wie du. Viele haben neben ihren Fehlzeiten noch weitere Schwierigkeiten, z. B. schlechte Noten, Ärger mit Eltern oder Lehrkräften, sind sehr traurig oder ängstlich, haben zu nichts Lust oder werden schnell aggressiv oder fühlen sich von der Schule einfach überfordert. Normalerweise ist morgens auch zu Hause „die Hölle los“, wenn es dir mal wieder sehr schwerfällt, die Schule zu besuchen und die Eltern mehr und mehr Druck machen. Aber da sich die meisten Kinder und Jugendlichen dafür schämen, sprechen sie natürlich nicht darüber. Viele ziehen sich dann immer mehr zurück, treffen sich nicht mehr mit anderen, gehen nicht mehr raus und hängen nur noch zu Hause rum, streamen den ganzen Tag Videos oder hängen die ganze Zeit an ihrem Handy. Sie stecken also eigentlich den Kopf in den Sand, verstecken sich so vor ihren Problemen. Das bringt aber nichts. Im Gegenteil, dadurch wird das Ganze eigentlich nur noch schlimmer und es wird immer schwerer, überhaupt noch in die Schule zu gehen. Also – lass das nicht einfach so laufen, sondern nimm deine Probleme in die Hand. Werde aktiv! Du wirst gute Gründe haben, ungern in die Schule zu gehen, aber du solltest versuchen, diese Ursachen entweder allein oder mithilfe von anderen zu erkennen und zu bekämpfen. Schule nervt zwar oft, ist aber auch ziemlich wichtig (klar, hast du schon häufig gehört ...). Außerdem gibt es in Deutschland auch ein Gesetz, das besagt, dass Kinder und Jugendliche die Schule besuchen müssen, d. h. du hast gar keine Wahlmöglichkeit! Und es ist ja auch kein gutes Gefühl, wenn man weiß, dass man eigentlich jetzt in der Schule sein müsste, oder? Und außerdem wolltest du doch nach der Schule auch dein Leben allein hinbekommen, also auch z. B. einen Beruf haben, der dir Spaß macht und von dem du gut leben kannst. Das wird ohne Abschluss auch schwierig! Der

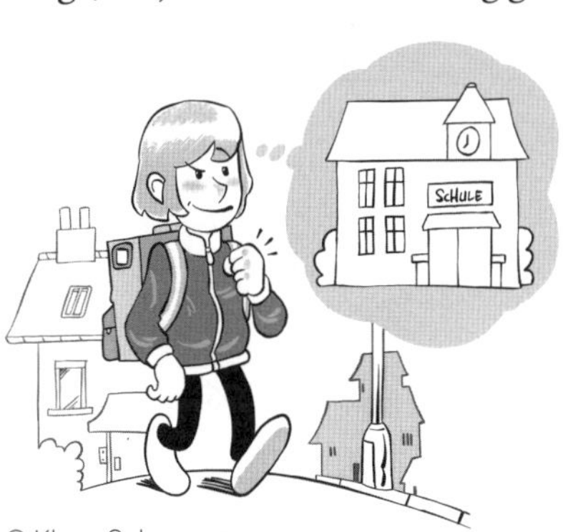

© Klaus Gehrmann

Schulbesuch ist hier also auch Mittel zum Zweck. Daher gilt: Schalte in den Kampfmodus! Bekämpfe das Problem und nicht deine Eltern oder Lehrkräfte. Balle die Faust in der Tasche, lass es nicht zu, dass dein Leben so weiterläuft. Du wirst sehen, es gibt immer eine Lösung.

2 **Versteck dich nicht. Versuche, in deinem Alltag möglichst viel Normalität zu leben.** Häufig beobachten wir, dass es Kindern und Jugendlichen mit Schulvermeidung schwerfällt, neben der Schule ihren Alltag normal weiterzuleben. Wie oben beschrieben, ziehen sich viele der Betroffenen mehr und mehr zurück. Dadurch wird aber alles noch schwerer, denn je mehr man sich zurückzieht, desto schwerer fällt es einem, sich überhaupt noch aufzuraffen. Und es ist auch erwiesen, dass Leute, die kaum noch etwas unternehmen, immer weniger Antrieb haben, zu nichts mehr Lust haben und dass ihre Stimmung auch immer weiter in den Keller geht. Du solltest also versuchen, deinen normalen Alltag weiter aufrechtzuhalten, selbst wenn es nicht immer gelingt, die Schule zu besuchen. Triff dich also weiter mit deinen Freunden. Geh weiter zum Training. Geh mal 'ne Runde spazieren oder joggen. Überleg dir im Vorfeld, was du sagen kannst, wenn dich jemand fragt, warum du denn nicht in der Schule warst. Bleib gelassen, sag beispielsweise, dass du darüber nicht sprechen möchtest oder dass du dir den Magen verdorben hattest. Vielen Menschen fällt es leichter, einen aktiven Alltag zu leben, wenn sie das Ganze ein wenig vorplanen, also z. B. die kommende Woche für sich vororganisieren, indem sie sich eine Übersicht machen, was sie wann machen wollen und anschließend auch schon einmal erste Schritte einleiten (z. B. für eine geplante Verabredung schon einmal die Freundin fragen, ob sie an diesem Tag Zeit hat). Natürlich bietet es sich für solche Terminübersichten an, die elektronische Kalenderfunktion in deinem Smartphone zu nutzen. Du kannst aber auch einmal nach Apps Ausschau halten, die du magst und mit denen du deinen Wochenablauf übersichtlich planen kannst. Alterna-

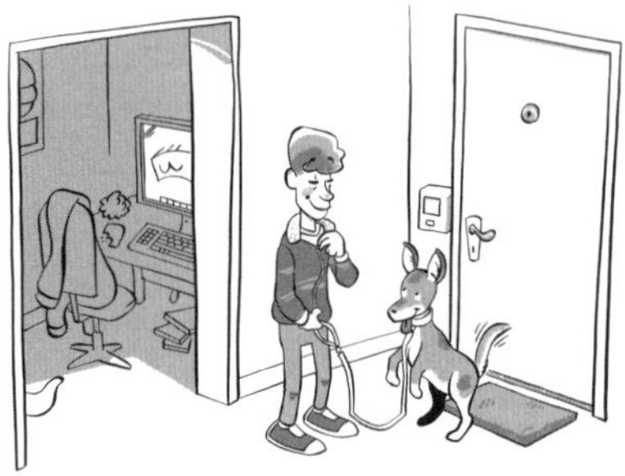

© Klaus Gehrmann

tiv oder zusätzlich kannst du natürlich auch unser Aktivitäten-Tagebuch nutzen, welches du im Anhang auf Seite 51 findest.

3 **Verbringe nicht die ganze Zeit an irgendwelchen Bildschirmen.** Klar, digitale Medien sind wichtig und sehr hilfreich und es macht auch einfach Spaß, am Handy rumzuhängen! Die digitale Welt erleichtert das Leben ungemein und ein beträchtlicher Teil der Kommunikation mit anderen läuft heute übers Smartphone. Und klar - auch Zocken ist super und macht Spaß. Und Mitreden möchte man ja auch - gut verständlich. Aber alles in Maßen! Vermutlich hört sich das jetzt so an wie bei deinen Eltern. Aber zu viel Medienkonsum tut niemandem wirklich gut. Übrigens gilt das nicht nur für Kinder und Jugendliche, sondern auch für Erwachsene. Je mehr man an Handy, Tablet, PC, Fernseher, Konsole oder was auch immer hängt, desto mehr wird man in die digitale Welt „eingesaugt" und desto schwerer wird es, sich in der Realität zurechtzufinden und den „richtigen" Alltag zu leben. Mit anderen Worten begünstigt übertriebener Medienkonsum den sozialen Rückzug. Muss man wirklich so vielen Leuten „followen"? Ist es wirklich wichtig, sich jeden Tag die neuesten Videos reinzuziehen und dort anderen beim Zocken, Schminken oder beim Sport zuzuschauen? Reicht es nicht, pro Tag nur ein oder zwei Folgen deiner aktuellen Lieblingsserie zu streamen? Unsere Empfehlung: Plane systematisch medienfreie Zeiten und Aktivitäten ein (z.B. mit Freundin verabreden). Mach dir einen Zeitplan (z.B. in deinem Handy) und setze den dann auch um. Und übrigens, abends solltest du unbedingt eine medienfreie Zeit haben, so etwa die letzte Stunde vor dem Schlafengehen solltest du alle Bildschirme ab- und das Handy ausschalten. Am besten raus damit aus deinem Zimmer. Sonst kommt dein Körper nicht zur Ruhe, da jeder Bildschirm Licht ausstrahlt, was dich munter hält und du kannst schlechter schlafen. Wenn du schlechter schläfst, fällt das Aufstehen schwerer und du bist nicht fit. Wenn du nicht fit bist, fällt die Schule schwerer usw. D.h. du hängst dann in einem Teufelskreis. Apropos schlafen: Tagsüber zu schlafen, solltest du unbedingt vermeiden, denn auch das begünstigt nächtliche Schlafprobleme.

4 **Versuche herauszubekommen, was dir besondere Schwierigkeiten bereitet.** Beobachte dich doch einmal ein oder zwei Wochen lang. Versuche, genauer einzugrenzen, warum du so ungern in die Schule gehst. Liegt das Problem in der Schule, auf dem Schulweg oder zu Hause?

Sind es bestimmte Lehrkräfte? Oder Mitschüler? Denkst du, dass du in der Schule immer alles perfekt machen musst und hast daher immer das Gefühl, nicht gut genug zu sein? Hast du dich vielleicht mit jemandem zerstritten? Oder gibt es einige Schüler, die dich regelmäßig ärgern? Vielleicht ist es aber auch eher das Verlassen des Hauses, das dir Probleme bereitet? Vielen Betroffenen fällt auch der Weg zur Schule schwer, z.B. weil sie nicht so gern Bus oder Bahn fahren. Andere wiederum finden es schwer, über den vollen Schulhof zu gehen, weil sie das Gefühl haben, dass andere sie angucken, blöd über sie reden oder schlecht von ihnen denken. Häufig ist es auch der Unterricht selbst, der schwer fällt, v.a. wenn man vor der Klasse etwas sagen muss. Aber auch die Pausen können eine besondere Herausforderung darstellen. Probiere doch einmal genauer, herauszufinden, was an der Schule so schwierig ist. Vielleicht ist es auch hilfreich, dies alles einmal aufzuschreiben und mögliche Lösungen zu entwickeln. Diese Lösungen kannst du in einem nächsten Schritt bewerten, also überlegen, ob sie hilfreich und umsetzbar sind oder nicht. Und dann kannst du die Lösungsmöglichkeiten auch einmal ausprobieren. Wenn du magst, kannst du dazu das Arbeitsblatt „Versuche es doch erst einmal selbst!" (vgl. Anhang, Seite 52) verwenden. Im Arbeitsblatt kannst du auch die Ergebnisse deiner Lösungsversuche notieren, um dir einen Überblick zu verschaffen.

5 **Probiere erstmal allein verschiedene Dinge aus.** Vielleicht möchtest du erst einmal selbst versuchen, das Problem in den Griff zu bekommen. Wenn du also ein bisschen besser herausgefunden hast, warum dir der Schulbesuch besonders schwerfällt (vgl. Punkt 4), dann notiere dir doch einmal in deiner Liste auch zu jedem Punkt, was dir vielleicht helfen könnte. Wäre es z.B. hilfreich, wenn dich in nächster Zeit jemand zur Schule begleiten würde – z.B. ein Klassenkamerad oder ein Elternteil? Mit wem könntest du denn die Pausen verbringen, damit du nicht das Gefühl hast, immer allein rumzustehen? Wäre es evtl. eine Möglichkeit, nicht erst abzuwarten, bis deine Lehrerin oder dein Lehrer dich aufruft, sondern auch hier in die Offensive zu gehen und dich selbst zu melden? Sprich doch die Freundin oder den Freund, mit dem es einen Streit gab einmal in Ruhe an (außerhalb der Schule?). Sag, dass du es schade findest, dass ihr euch gestritten habt und dass du den Streit gern überwinden würdest, da ihr doch eigentlich gut befreundet seid. Dies

sind aber nur ein paar Beispiele von vielen – frag doch, wie oben beschrieben, auch einmal deine Freunde oder Eltern, was sie dir raten würden. Wenn du das starke Bedürfnis hast, immer alles perfekt machen zu müssen, dann übe doch einmal gezielt, eine Sache nicht so perfekt zu machen und das auszuhalten. Du wirst sehen, das geht! Probiere einfach verschiedene Dinge aus und prüfe, ob es dir hilft. Sich nur zu verstecken und passiv zu sein, ist sicherlich nicht hilfreich!

6 **Beziehe weitere Personen ein, die dir helfen können.** Du solltest mit deinem Problem nicht allein bleiben. Meistens überfordert man sich damit und fühlt sich dann auch ziemlich einsam. Sprich deine Eltern an, sage ihnen, dass du mit der momentanen Situation unzufrieden bist und sie ändern möchtest. Sprich auch mit guten Freunden darüber. Auch mit deinen Lehrkräften solltest du in einen persönlichen Kontakt treten. Wähle dazu einen Lehrer oder eine Lehrerin aus, den/die du besonders magst und von dem/der du glaubst, dass er/sie dir helfen kann. Diese Lehrkraft kannst du dann fragen, wann sie einmal Zeit hätte, mit dir alleine und in Ruhe zu sprechen. An den meisten Schulen gibt es auch spezielle Beratungslehrer, Schulsozialarbeiter oder Schulpsychologen. Auch bei diesen Fachkräften könntest du einen Termin vereinbaren und ihnen von deinem Problem berichten und sie fragen, was sie dir empfehlen würden, zu tun.

7 **Organisiere dir Hilfe, wenn du allein nicht weiterkommst.** Spätestens wenn du allein nicht weiterkommst, ist es auf alle Fälle Zeit, dir konkrete Unterstützung zu organisieren. Bitte deine Eltern darum, dass ihr einmal einen gemeinsamen Termin in der Schule macht, um zusammen mit deiner Klassenlehrerin bzw. deinem Klassenlehrer oder einem Beratungslehrer zu überlegen, was ihr tun könntet, damit es dir wieder leichter fällt, die Schule zu besuchen. Teile deinen Eltern und den Lehrkräften mit, dass du es allein nicht schaffst und dass du nun Unterstützung brauchst.

8 **Wenn alles nicht hilft, wende dich an Profis, die sich damit auskennen.** Es gibt auch spezialisierte Anlaufstellen, die sich mit Schulvermeidung und anderen Problemen, die häufig damit verbunden sind, auskennen. Normalerweise können dich da deine Lehrer beraten und dir geeignete Stellen nennen. Frag auch deine Eltern. Du kannst aber auch selbst nach geeigneten Ansprechpartnern suchen. Zu geeigneten Anlaufstel-

len gehören Praxen für Kinder- und Jugendlichenpsychotherapie, Praxen für Kinder- und Jugendpsychiatrie, Ambulanzen von Kinder- und Jugendpsychiatrien, Beratungsstellen (z. B. schulpsychologischer Dienst) oder auch Jugendämter. Es gibt auch kostenfreie Telefonnummern, bei denen du anonym (also ohne deinen Namen zu nennen) anrufen und dich beraten lassen kannst (vgl. hierzu auch den Anhang auf Seite 50). Die Personen, die dich per Telefon beraten, können dir auch geeignete Stellen nennen, an denen du Hilfe erhalten kann.

Anhang

Zitierte Literatur

Walter, D. & Döpfner, M. (2020). *Schulvermeidung* (Leitfaden Kinder- und Jugendpsychotherapie). Göttingen: Hogrefe. https://doi.org/10.1026/02810-000

Hilfreiche Internet-Adressen

Zum Thema Schulvermeidung findet sich eine Vielzahl von Veröffentlichungen in Form von Internetseiten oder auch Buchpublikationen, die zumindest indirekt schulvermeidendes Verhalten adressieren. Zudem existieren etliche regionale Netzwerke, die sich in den letzten Jahren gegründet haben. Auch verschiedene Träger der Jugendhilfe bieten spezielle Angebote im Bereich Schulvermeidung an. Nicht zuletzt gibt es für Schülerinnen und Schüler auch verschiedene Kontaktstellen (z. B. Telefon-Hotlines, Online-Beratung), an die sie sich (in der Regel anonym) wenden und sich zu sehr vielfältigen Themen beraten lassen können.

Die folgende Auflistung erhebt keinen Anspruch auf Vollständigkeit, sondern führt lediglich einzelne Angebote exemplarisch auf.

Regionale Netzwerke am Beispiel des Landes NRW:

- Aachen: http://www.aachen.de/BIS/FO/Schulabsentismusordner.pdf
- Mettmann: https://www.kreis-mettmann.de/Weitere-Themen/Gesundheit/Kinder-Jugendgesundheit/Schulverweigerer
- Arnsberg: https://www.bezreg-arnsberg.nrw.de/themen/s/schulabsentismus/index.php
- Wuppertal: http://whipspitzenklasse.de/cms/
- Herne: https://www.herne.de/Migration/Familienbuero/Konzept-Umgang-mit-Schulabsentismus-in-Herne.pdf.pdf
- Gelsenkirchen: https://www.gelsenkirchen.de/de/bildung/schulen/angebote_fuer_schulen/regionale_schulberatungsstelle/_doc/Checkliste_Schulabsentismus.pdf

Jugendhilfeträger mit spezialisierten Angeboten am Beispiel des Landes NRW:

- In VIA (z.B. in Aachen): http://www.invia-aachen.de/index.php/schulbezogene-jugendsozialarbeit.html
- Apeiros (z.B. in Köln): https://apeiros.de/
- Rather-Modell: http://www.rather-modell.de/

Telefonhotlines und Onlineberatung für Schülerinnen und Schüler:

- Nummer gegen Kummer: https://www.nummergegenkummer.de/kinder-und-jugendtelefon.html
- Caritas: https://www.caritas.de/hilfeundberatung/onlineberatung/kinder-jugendliche/start
- Telefonseelsorge: https://www.telefonseelsorge.de/

Aktivitäten-Tagebuch

Woche: vom ____________ bis ____________

Uhrzeit	Montag	Dienstag	Mittwoch	Donnerstag	Freitag	Samstag	Sonntag
08.00							
09.00							
10.00							
11.00							
12.00							
13.00							
14.00							
15.00							
16.00							
17.00							
18.00							
19.00							
20.00							
21.00							
22.00							
23.00							

Arbeitsblatt: Versuche es doch erst einmal selbst!

Versuche doch erst einmal, dein Problem selbst in den Griff zu bekommen:

1. Versuche, dein Problem möglichst genau zu beschreiben.
2. Probiere, mehrere mögliche Lösungen zu entwickeln. Vermeide dabei, diese sofort zu bewerten (so nach dem Motto „Klappt eh nicht").
3. Bewerte, *nachdem* du einige Lösungsvorschläge gesammelt hast, anschließend jede einzelne Lösung mit (a) klappt bestimmt +++, (b) bin nicht sicher +- oder (c) das geht niemals ---.
4. Probiere erst einmal diejenige(n) Lösung(en) mit +++ aus. Überlege dir, wann genau du sie umsetzen möchtest. Vielleicht schreibst du dir auch eine Erinnerung ins Handy! Dann vergisst du das nicht!
5. Schreibe auf, ob die Lösung erfolgreich war oder warum es nicht geklappt hat. Plane dann deinen nächsten Schritt: z. B. Mache das, was geholfen hat, nun nach Möglichkeit jeden Tag oder probiere eine andere Lösung aus.

Was fällt mir besonders schwer?	Wie könnte ich das selbst lösen?	Bewertung (+++/+-/---)	Welche Lösung probiere ich aus?	Wann mache ich es?	Wie ist es gelaufen?	Wie geht es nun weiter?
1.	1.					
	2.					
	3.					
	4.					
2.	1.					
	2.					
	3.					
	4.					
3.	1.					
	2.					
	3.					
	4.					
4.	1.					
	2.					
	3.					
	4.					

Buchtipps

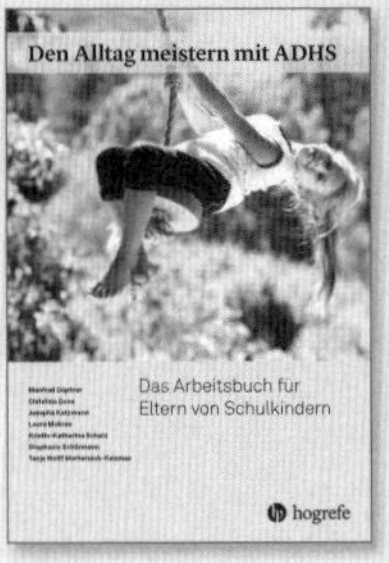

Manfred Döpfner et al.
Den Alltag meistern mit ADHS
Das Arbeitsbuch für Eltern von Schulkindern

2021, 168 Seiten, Großformat,
€ 24,95 / CHF 32.50
ISBN 978-3-8017-3049-9

Das Selbsthilfe-Arbeitsbuch bietet Eltern von Schulkindern im Alter von 6 bis 12 Jahren lösungsorientierte Hilfestellungen zum Umgang mit ADHS-Verhaltensproblemen. Anschauliche Beispiele, Protokolle und Arbeitsblätter helfen dabei, die konkreten Handlungsempfehlungen im Alltag umzusetzen.

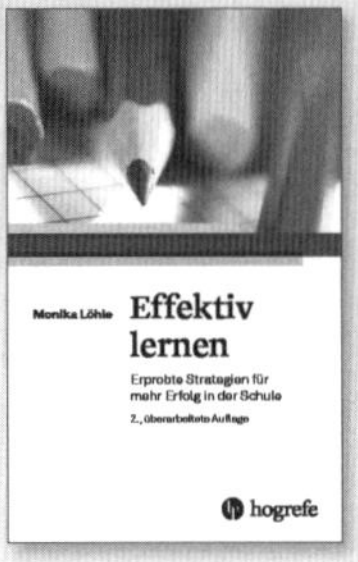

Monika Löhle
Effektiv lernen
Erprobte Strategien für mehr Erfolg in der Schule

2., überarb. Aufl. 2016,
186 Seiten, Kleinformat,
€ 19,95 / CHF 26.90
ISBN 978-3-8017-2730-7
Auch als eBook erhältlich

Schülerinnen und Schüler finden in diesem Ratgeber jede Menge anschauliche Tipps für erfolgreiches und effizientes Lernen. Die erprobten Strategien zeigen Wege für mehr Erfolg in der Schule auf.

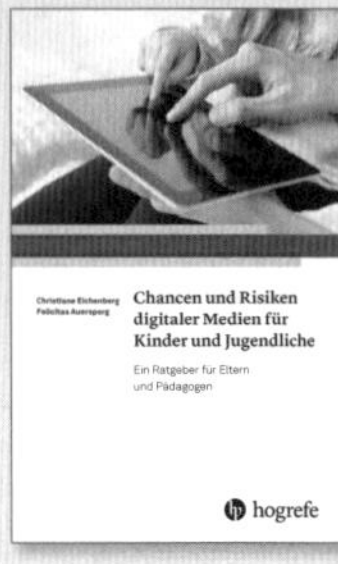

Christiane Eichenberg / Felicitas Auersperg
Chancen und Risiken digitaler Medien für Kinder und Jugendliche
Ein Ratgeber für Eltern und Pädagogen

2018, 178 Seiten, Kleinformat,
€ 16,95 / CHF 21.90
ISBN 978-3-8017-2647-8
Auch als eBook erhältlich

Der Ratgeber gibt Eltern und Pädagogen zahlreiche Hinweise dazu, wie sie den sinnvollen Umgang mit neuen Medien konstruktiv fördern sowie Kinder und Jugendliche vor den Risiken digitaler Medien schützen können.

www.hogrefe.com

hogrefe